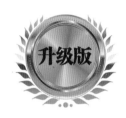

不打针不吃药，提升孩子的免疫力

图解儿童经络按摩

刘清国◎主编

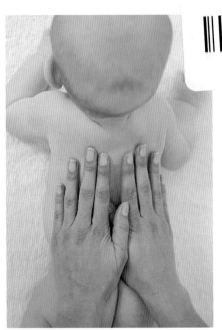

中国妇女出版社

图书在版编目（CIP）数据

图解儿童经络按摩：升级版 / 刘清国主编. --北京：中国妇女出版社，2016.8
ISBN 978-7-5127-1289-8

Ⅰ.①图… Ⅱ.①刘… Ⅲ. ①儿童－经络－按摩疗法（中医）－图解 Ⅳ.①R244.1-64

中国版本图书馆CIP数据核字(2016)第094731号

图解儿童经络按摩（升级版）

作　　者：刘清国　主编	
选题策划：王晓晨	
责任编辑：王晓晨	
封面设计：尚世视觉	
责任印制：王卫东	
出版发行：中国妇女出版社	
地　　址：北京市东城区史家胡同甲24号	**邮政编码**：100010
电　　话：（010）65133160（发行部）	65133161（邮购）
网　　址：www.womenbooks.cn	
法律顾问：北京天达共和律师事务所	
经　　销：各地新华书店	
印　　刷：北京通州皇家印刷厂	
开　　本：170×240　　1/16	
印　　张：15	
字　　数：310千字	
挂　　图：大四开	
版　　次：2016年8月第1版	
印　　次：2018年4月第4次	
书　　号：ISBN 978-7-5127-1289-8	
定　　价：39.80元	

CONTENTS 目 录

第一章

经络按摩护佑孩子一生健康

第二章

保证孩子健康平安的枢纽
——小儿常用80个特效穴位

胸腹部特效穴位——宽胸理气、健脾和胃………20

腰背部特效穴位——解表通络、补益脾肾………24

上肢部特效穴位——退热消滞见效快………29

下肢部特效穴位——疏通经络、促进生长………41

儿童经络按摩常用手法功能………45

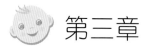

第三章
36种小儿常见病对症按摩法

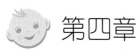

第四章
儿童经络日常保健大法

第五章
儿童经络按摩操

益智强心经络操………206

附录

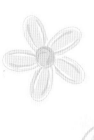
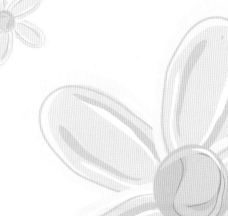

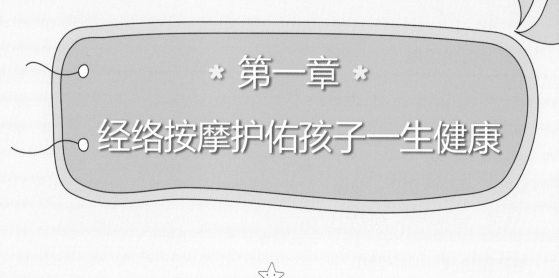

* 第一章 *

经络按摩护佑孩子一生健康

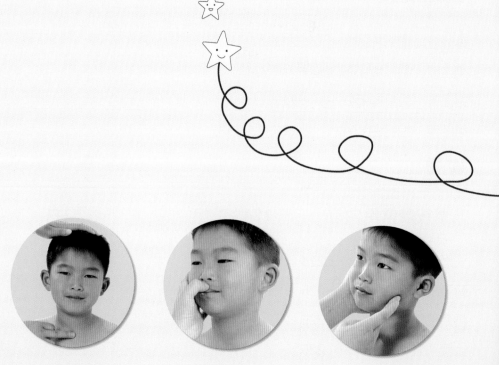

经络按摩帮助孩子抵抗疾病

天天给孩子按摩相当于吃补药

父母须知：儿童经络按摩的操作原则

父母必知：儿童经络按摩的注意事项

儿童经络按摩的基本手法

经络按摩帮助孩子抵抗疾病

小儿经络按摩是古代劳动人民在长期与疾病做斗争的实践中不断发展、充实起来的一门学科，它是以中医理论为指导，应用手法于穴位，作用于小儿的机体，以调整脏腑、经络、气血功能，从而达到预防和缓解病情的目的。

由于小儿发病以外感病和饮食内伤居多，因此在经络按摩治疗上，常用的也是以解表（推攒竹、推坎宫、推太阳、拿风池等穴）、清热（推天河水、推六腑、捏脊等）、消导（推脾经、揉板门、揉中脘、揉天枢等穴）居多。另外，小儿病情变化迅速，一日之内即可由实热证迅速转变为虚寒证（正气暴脱），因此，家长应及时给予按摩，必要时可结合中西医疗法，进行综合治疗。

很多不了解中医奥妙的人都会对经络按摩产生怀疑，认为只依靠反复按摩区区几十个常用的穴位就能治病会不会有点儿过于神奇？其实不然，俗话说，"小儿百脉，汇于两掌"，孩子五指上的经络能通过不同的排列组合，再配以合适的按摩手法和力度，就能发挥很好的预防和治愈效果。因此，在孩子健康的时候做适当的按摩，能起到保健的作用；当孩子生病时，五脏的不适可以通过按摩五个手指头缓解症状。比如，哪个内脏有问题了，就按揉相应的那个手指头，你会发现，孩子的病症会有显著的改善。

在众多儿童经络按摩的理论和实践经验中，蕴含了几千年来中国传统医学的精髓。尽管如此，儿童经络按摩却并不难掌握，只要将每个穴位与病症联系起来，效果就基本等同于吃药。比如，脸色发黄、脾胃不好的孩子，可以沿着他的大拇指外侧边缘向手掌方向直线推动，效果基本等同于吃了人参和白术等中药，能起到补脾益气的作用。

总之，儿童身体比较柔弱，相比较动辄就打针和吃药来说，儿童经络按摩更加适合对抗疾病，并且相对安全。作为父母，不妨通过此书，了解和掌握一些儿童经络按摩的知识。

天天给孩子按摩相当于吃补药

众所周知，中药有四性：寒、热、温、平，而大家也许不知道的是，按摩中的推、拿、揉、捏与中药的四性是相对应的，也就是说，在某种程度上，按摩是可以代替中药的。

推 六 腑

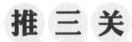

代替中药：羚羊角和滑石。

功　　效：退热。

操作方法：六腑在前臂靠近小指一侧，从肘弯起至腕横纹。一手托住孩子肘部，用另一只手的食指、中指的指腹自孩子肘弯推至腕横纹，推100~500次。

推 三 关

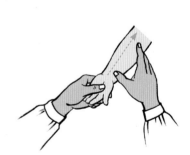

代替中药：肉桂和麻黄。

功　　效：发汗散寒。

操作方法：三关在前臂靠拇指一侧，从腕横纹起至肘弯。一手托住孩子手腕，用另一只手的食指、中指的指腹从孩子腕推向肘，推100~300次。

清 天 河 水

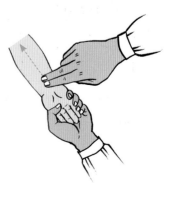

代替中药：连翘、黄檗、黄芩。

功　　效：清热解毒。

操作方法：天河水在前臂掌侧正中，总筋至肘弯成一直线。一手握住孩子手，用另一只手的食指和中指的指面自孩子腕推向肘，推300次。

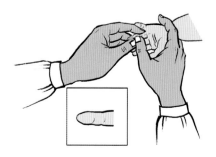

推肺经

代替中药: 桔梗、桑皮。

功　　效: 宣肺清热、止咳。

操作方法: 无名指对应的是孩子的肺经,从无名指指根向指尖方向直推。

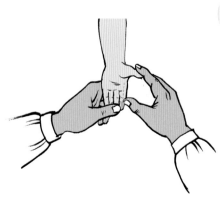

推大肠经

代替中药: 诃子、炮姜。

功　　效: 温肠止泻,治疗腹泻。

操作方法: 大肠经位于食指外侧缘,自指尖至虎口成一直线。从食指指尖向虎口直线推动为补,称补大肠经,可治疗孩子腹泻;自虎口向食指尖的外侧直线推动为清,称清大肠经,可以治疗孩子脱肛、便秘等症状。

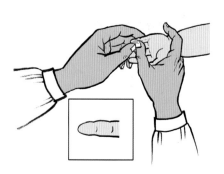

推肾经

代替中药: 地黄、杜仲。

功　　效: 补充肾气,弥补先天不足,增强体质。

操作方法: 肾经在小指末节罗纹面。用拇指指腹旋推孩子小指末节罗纹面,推200次。

父母须知：
儿童经络按摩的操作原则

在给孩子做按摩前，应先了解儿童经络的操作原则，从而更加正确、有效地给孩子进行按摩。

按摩时，父母一定要怀着良好的心情并且保持耐心，千万不要在自己精神状态不好的情况下给孩子进行按摩，否则，会大大降低按摩的效果。

1 按摩的力度要循序渐进，从轻到重，以孩子皮肤微微发红为度。按摩时用力不要太大，并注意观察孩子反应，一旦出现头晕、心慌、四肢出冷汗等现象，应立即停止，让孩子休息、饮水。

2 小儿经络按摩中，上肢的穴位一般不分男女，但习惯上一般以按摩左手为主。

3 小儿经络按摩的穴位大多集中在孩子的双手上，经络按摩的操作顺序是先头面，其次上肢，再次胸腹腰背，最后是下肢。

4 按摩的时间应根据孩子年龄大小、体质强弱、病情轻重等来定。按摩1次不宜超过20分钟，通常每天按摩1次，如果是慢性病可每隔1日按摩1次，高热等急性病可每日按摩2次。

5 一般1岁左右的孩子，使用推、揉、摩、运等较柔和的按摩方法，一个穴位推100~300次。儿童年龄大、体质强、疾病重，主穴可多推些；年龄小、身体弱，配穴要少推些。一般掐、按、拿、搓、摇等手法，只需3~5下即可。

6 本书中所指的"寸"数，均为同身寸。小儿同身寸是弯曲小儿中指，以中指中节侧面两头横纹尖之间的距离作为1寸。

父母必知：
儿童经络按摩的注意事项

在给孩子做按摩时，不仅需要耐心，还需要注意一些细节。不要小看这些细节，它们可使按摩效果事半功倍。

1. 室内要保持空气流通，环境安逸，温度要保持在一定范围内，避免孩子着凉。

2. 操作前应准备好婴儿润肤霜、润肤露。

3. 经络按摩之前，按摩者要将指甲修剪圆滑，避免在按摩过程中划破孩子的皮肤。如果按摩者的双手较凉，记得先将手搓热，避免引起孩子不适。

4. 操作时，应先用柔和的手法，争取孩子配合，再进一步进行操作。要将掐、捏等较强手法放到最后操作，以免刺激孩子，不利于按摩的进行。

5. 在经络按摩的过程中，向上为补，向下为泻；向里为补，向外为泻；以顺为补，以逆为泻；轻者为补，重者为泻（"泻"又称"清"）。

6. 每组经络按摩，可选择几个穴位，效果不明显再加穴位。严禁来回按摩和不按要求按摩。

7. 心、肝、肺经宜清不宜补，而脾经、肾经宜补不宜清。某些急性传染病，如猩红热、水痘、肝炎、肺结核等不宜按摩。

8. 骨折、出血部位和烧烫伤、皮肤破损部位不宜进行按摩。严重的心脏、肝、肾疾病不宜进行按摩。

儿童经络按摩的基本手法

推 法

用拇指或食指、中指指面，在穴位上作单方向的直线推动或环形推动，称为推法。推法分为直推、旋推、分推、合推法四种，其中以直推法应用最多。

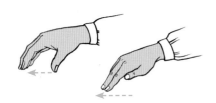

直推法：按摩者用拇指桡侧或指面，或食指、中指指面，在穴位上作单方向的直接推动，每分钟推150~250次。

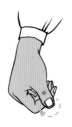

旋推法：按摩者用拇指指面在穴位上作旋转方向推动，速度较运法快，用力较揉法轻，每分钟推150~250次。

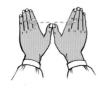

分推法：按摩者用两手拇指桡侧，或食指、中指指面自穴位向两旁做"←→"一字形或"↙↘"八字形方向推动，分推20~50次。

合推法：又称合法，是分推法的反向操作。术者用拇指罗纹面自两旁向一点推动合拢，推20~50次。

推法是小儿推拿常用手法之一。直推法常用于头面、上肢、胸腹、腰背和下肢部的线状穴位，如推攒竹、推三关、推膻中、推脊、推箕门等。有向上（向心）为补、向下（离心）为清之说。旋推法主要应用于手指指面的五经穴，如旋推脾经、肺经、肾经等，旋推为补。分推法适用于头面、胸腹、腕掌部和肩胛部，如分推坎宫、分推阴阳、分推膻中、分推肩胛骨、分推腹阴阳等，能分利气血。合推法仅用于手腕大横纹，合手阴阳能行痰散结。

揉 法

用手掌大鱼际或掌根、掌心、手指罗纹面着力，吸顶于一定部位或穴位上，作顺时针或逆时针方向的，轻柔和缓的回旋揉动，称为揉法。

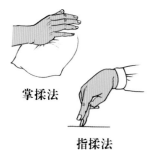

掌揉法

指揉法

根据着力部位，分指揉法和掌揉法。指揉法中仅用拇指或中指揉的称单指揉；用食指、中指而致分揉两穴或同揉一处，称二指揉；用食指、中指、无名指三指分揉三穴或同揉一处，称三指揉。掌揉法中用大鱼际揉的称鱼际揉，用掌根、掌心揉的，称掌揉法。

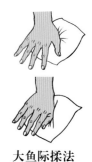

大鱼际揉法

揉法刺激量小，作用温和，适用于全身各部位。揉法常与按法、掐法等配合使用，如掐揉二扇门、掐揉小天心等。揉法还常在掐法后使用，即掐后继揉，如掐揉四横纹、掐揉五指节，缓解强刺激手法的不适作用。

掐 法

用拇指指甲重刺穴位称掐法。

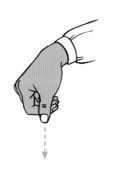

按摩者拇指伸直，手握空拳，用拇指指甲着力，吸定在治疗部位，逐级用力掐之。

掐法是强刺激手法之一，适用于头面、手足部穴位，具有定惊醒神、通关开窍作用。此法常用于急症，以指代针，如急惊风，掐人中、掐十宣、掐老龙醒神开窍；小儿惊惕不安掐五指节、掐小天心镇惊安神等。

捣 法

用中指端或食指、中指屈曲的指间击打体表一定部位，称为捣法。

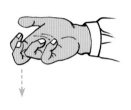

按摩者用一手握住孩子的手，使掌心向上，另一手的手腕自然下垂，前臂主动运动，通过腕关节的屈伸运动，带动中指端或食指、中指屈曲的指间关节，有节奏地叩击穴位。

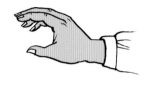

捣法相当于指击法，但力量较之为轻，适用于手掌小天心穴和面部承浆穴，如捣小天心、掐揉五指节具有安神定志作用，治疗小儿惊啼。

运 法

用拇指或食指、中指罗纹面在相应穴位上由此往彼，作弧形或环形推动，称运法。

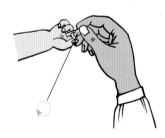

按摩者一手握住孩子的手指，使孩子手掌平坦，掌心向上，用另一手的拇指或食指、中指罗纹面在相应穴位上由此往彼，作弧形或环形推动。

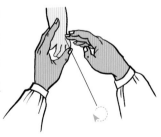

运法是小儿推拿手法中最轻的一种，较旋推法幅度面积较大。具有理气和血，舒筋活络的作用。运法多用于手掌特定穴，如运水入土、运土入水、运内八卦、运板门等。

按 法

用手指或掌按压体表，逐渐向下用力，按而留之，称为按法。根据着力部位，分为指按法和掌按法。

拇指按法：拇指伸直，手握空拳，食指中节桡侧轻贴拇指指间关节掌侧。用拇指罗纹面或指尖着力，附着在穴位上，垂直用力，向下按压，持续一定时间，然后放松，再逐渐用力向下按压，如此一按一松反复操作。

中指按法：中指伸直，掌指关节略屈，稍悬腕，用中指指尖或罗纹面

拇指按法

着力，附着在穴位上，垂直用力，向下按压，然后放松，再逐渐用力向下按压，如此一按一松反复操作。

掌按法：腕关节屈伸，五指放松伸直，用掌心或掌根着力，按压在穴位上，垂直用力，逐渐向下按压，并持续一定的时间，按而留之。其余同拇指按法。

按法刺激性强，指按法多用于点状具有止痛、开窍、止抽搐等作用的穴位。如按环跳、按牙关、按百虫。掌按法多用于面状穴位。按法常与揉法配合使用，形成复合手法，缓解刺激，提高疗效，使用范围较广泛。

摩 法

用手指或手掌在体表做顺时针或逆时针方向环形按摩，称摩法。根据操作部位不同，分指摩法和掌摩法。

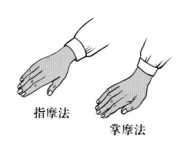

指摩法

掌摩法

指摩法：按摩者手掌自然伸直，食指、中指、无名指和小指并拢，用食指、中指、无名指和小指指面，附着于治疗部位或穴位上，作顺时针或逆时针方向环形摩动。

掌摩法：按摩者手掌自然伸直，用掌面着力，附着于治疗部位或穴位上，作顺时针或逆时针方向环形摩动。

摩法是小儿按摩常用手法之一，主要用于胸、腹、胁肋部的面状穴，以腹部应用为多。用于治疗消化不良、便秘、腹泻、疳积等疾病。具有和中理气、消食导滞、调理脾胃、调节肠道功能的作用。

拿 法

用拇指和食指、中指，或用拇指与其余四指相对用力，提拿一定的穴位和部位，进行一紧一松地拿捏，称为拿法。

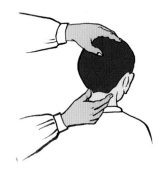

按摩者用单手或双手的拇指与其余手指的指面相对用力，捏住部位，逐步收紧提起，进行一紧一松、连续不断地提捏，并施以揉动拿捏。

拿法是刺激性较强的手法，常用于颈项、肩部和四肢穴位。具有疏通经络、解表发汗、止痉定搐、止痛的作用。如拿肩井发汗解表；拿捏小儿患侧胸锁乳突肌以解除肌痉挛，治疗小儿先天性肌性斜颈；拿委中、百虫治疗四肢抽搐。

擦 法

用手掌面或大、小鱼际着力于体表部位，作较快速的直线来回摩擦，称为擦法。根据操作部位不同，分为掌擦法、大鱼际擦法、小鱼际擦法。

按摩者用手掌面或大、小鱼际置于穴位，腕关节伸直，使前臂与手掌相平，以肘或肩关节为支点，前臂或上臂做主动运动，使手的着力部位在体表作较快速往返直线摩擦移动，使之生热。用全掌着力为掌擦法；用大鱼际着力为大鱼际擦法；用小鱼际着力为小鱼际擦法。

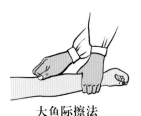

大鱼际擦法　　　　**掌横擦法**

擦法是柔和而温热的手法，多用于胸腹、腰背及四肢部位。具有温经通络、消肿止痛、健脾和胃、提高局部温度、扩张血管以及加速血液和淋巴系统循环的作用。

第二章
保证孩子健康平安的枢纽
——小儿常用80个特效穴

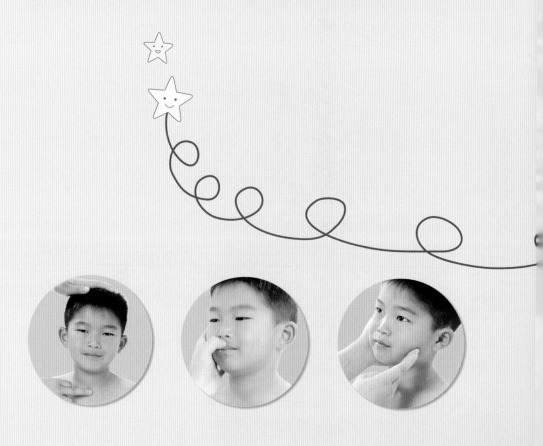

头面部特效穴位
——发汗解表、安神除烦

攒 竹　让元气自由出入

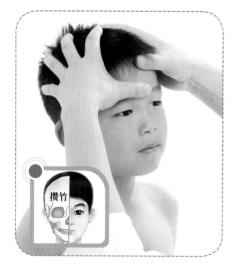

准确定位：两眉中间至前发际成一直线，即额头的正中线。

按摩手法：用两手拇指自眉心交替直推至前发际，称推攒竹，又称开天门，推30~50次。

功效说明：疏风解表、醒脑止痛、镇静安神。

主治病症：常用于小儿外感、头痛、精神不振、惊悸不安等病症。

坎 宫　守护孩子眼睛的卫士

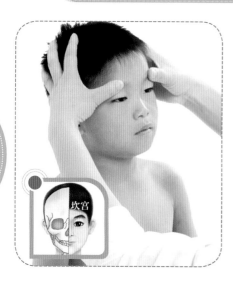

准确定位：自眉头起沿眉毛向眉梢成一横线。

按摩方法：用双手拇指自眉心向眉梢方向推动，以眉心微微发红为度，推30~50次，称推坎宫。

功效说明：疏风解表、醒脑明目、止痛。

主治病症：多用于外感发热、惊风、头痛、目赤痛等症。

太阳　孩子感冒的天敌

准确定位：眉梢与目外眦之间，向后约1寸凹陷处。

按摩方法：两手拇指桡侧自前向后直推，称推太阳；用拇指指端揉30~50次，称揉太阳。

功效说明：疏风解表、清热、明目、止头痛。

主治病症：外感发热、头痛、惊风等症。

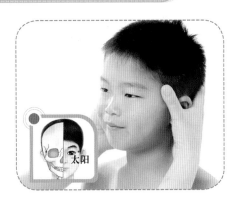

印堂　外感发热好得快

准确定位：两眉内侧端连线中点处。

按摩方法：用拇指指甲在眉心处掐3~5次，称掐印堂；用拇指指腹揉20~30次，称揉眉心。

功效说明：掐印堂能醒脑安神；揉眉心能祛风通窍。

主治病症：掐印堂主要用于治疗惊风；揉眉心主要用于治疗感冒、头痛。

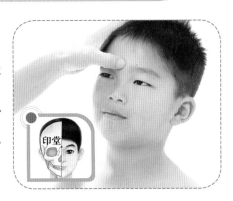

人中　惊厥急救有特效

准确定位：人中沟正中上1/3与下2/3交界处。

按摩方法：用拇指指甲掐3~5次，称掐人中。

功效说明：醒神开窍。

主治病症：主要用于急救，对中暑、窒息、惊厥或抽搐非常有效。

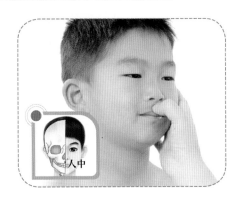

迎香 通鼻窍、治鼻炎

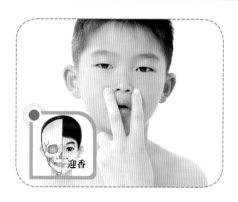

准确定位：鼻翼外缘旁开0.5寸，鼻唇沟陷中。

按摩方法：用食指、中指或两拇指桡侧揉按，揉20~50次，称揉迎香。

功效说明：宣肺气、通鼻窍。

主治病症：可缓解感冒或慢性鼻炎等引起的鼻塞流涕、呼吸不畅等症。

牙关 疏风通络、止牙痛

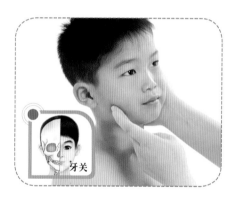

准确定位：下颌角前上方一横指，用力咬牙时，咬肌隆起处。

按摩方法：用中指指端垂直按压在牙关穴上，按3~5次，揉30~50次，称按牙关或揉牙关。

功效说明：开窍、疏风通络、止牙痛。

主治病症：牙痛、口眼歪斜等症。

睛明 明目护眼全靠它

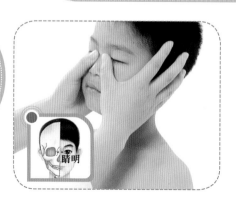

准确定位：目内眦稍上方凹陷处。

按摩方法：用拇指指腹按压在睛明穴上，向眼睛内上方方向按揉30~50次。

功效说明：明目止痛。

主治病症：头痛、目赤肿痛、弱视、近视、斜视等症。

头面部特效穴位

16

四白 祛风明目、止头痛

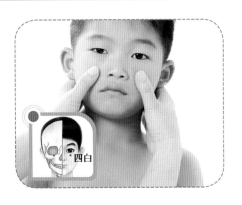

准确定位：目正视，瞳孔直下，当眶下孔凹陷处。
按摩方法：用拇指指端揉30~50次，称揉四白。
功效说明：祛风明目、通经活络。
主治病症：目赤肿痛、口眼㖞斜、头痛、眩晕等症。

丝竹空 降浊除湿、止头痛

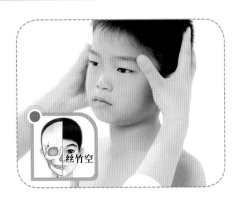

准确定位：眉梢凹陷处。
按摩方法：用拇指指尖揉30~50次，称揉丝竹空。
功效说明：降浊除湿、明目止痛。
主治病症：头痛目眩、齿痛、癫痫等症。

瞳子髎 降浊除湿、养肝明目

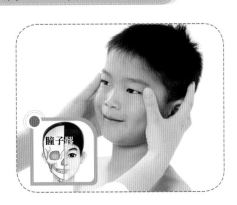

准确定位：目外眦旁，眶外侧缘处。
按摩方法：用拇指指端揉30~50次，称揉瞳子髎。
功效说明：通络止痛、明目祛风。
主治病症：头痛、目赤肿痛、迎风流泪、近视、斜视等症。

承浆 让孩子不再流口水

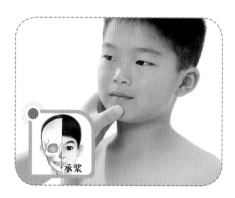

准确定位：颏唇沟的中点。

按摩方法：用拇指指腹按压在承浆穴上，用力向下按压，力度由轻到重。

功效说明：生津敛液、止涎止痛。

主治病症：主治惊风抽搐、流口水、牙龈肿痛、癫狂等症。

百会 安神镇惊、止夜啼

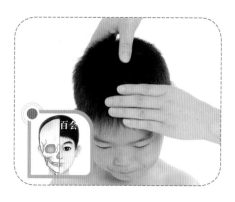

准确定位：头顶正中线与两耳尖连线的交会处，后发际正中直上7寸。

按摩方法：用拇指指腹或掌心，按、揉或按揉，按3~5次，揉或按揉30~50次，称按百会、揉百会或按揉百会。

功效说明：安神镇惊、升阳举陷。

主治病症：惊风、惊痫、烦躁等症。

耳后高骨 孩子头痛的克星

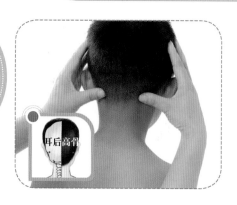

准确定位：耳后入发际，乳突后缘高骨下凹陷中。

按摩方法：用双手拇指或中指端揉，揉30~50次，称揉耳后高骨。

功效说明：疏风解表、安神除烦。

主治病症：多用于感冒头疼、惊风、烦躁不安等症。

风池 发汗解表，感冒好得快

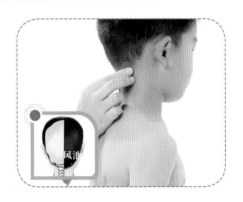

准确定位： 项部，枕骨之下，与风府相平，胸锁乳突肌与斜方肌之间凹陷中。

按摩方法： 用拇指、食指和中指相对用力，拿揉或拿5~10次，称拿风池。

功效说明： 发汗解表、祛风散寒。

主治病症： 感冒头痛、感冒无汗、落枕、背痛等症。

风府 吸湿散热、通关开窍

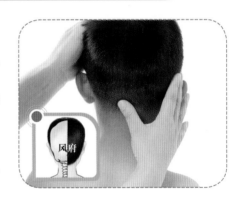

准确定位： 项部，后发际正中直上1寸，枕外隆凸直下，两侧斜方肌之间的凹陷中。

按摩方法： 用拇指指端揉50~100次，称揉风府。

功效说明： 散热吸湿、通关开窍。

主治病症： 头痛、鼻塞、发热、咽喉肿痛等。

天柱 孩子呕吐轻松治

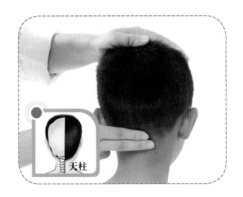

准确定位： 颈后发际正中至大椎穴成一直线。

按摩方法： 用拇指或者食、中指指腹自上向下直推，推100~300次，称推天柱骨。

功效说明： 降逆止呕、祛风散寒。

主治病症： 用于呕吐、恶心、外感发热及咽痛等症。

胸腹部特效穴位
——宽胸理气、健脾和胃

胸腹部特效穴位

天突　止咳平喘功最强

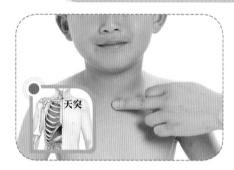

准确定位：前正中线上，胸骨切迹上缘正中凹陷中。

按摩方法：用中指端按揉10~30次，称按揉天突；用双手拇指对称挤捏，至皮下瘀血或呈紫红色，称挤捏天突。

功效说明：降逆止呕、止咳平喘。

主治病症：痰喘、呕吐、外感发热、急性扁桃体炎等症。

膻中　理气止痛、宽胸止喘

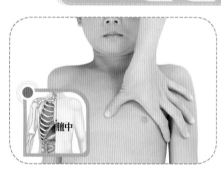

准确定位：位于胸部，当前正中线上，平第4肋间，两乳头连线的中点。

按摩方法：用拇指指端揉50~100次，称揉膻中；用两拇指自膻中向两旁分推至乳头50~100次，称分推膻中；用双手拇指自胸骨切迹向下推至剑突50~100次，称推膻中。

功效说明：宽胸理气、止咳化痰。

主治病症：胸闷、咳嗽、吐逆等症。

胁肋　顺气化痰、降气消积

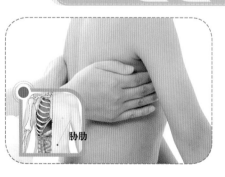

准确定位：从腋下沿两肋至脐旁2寸的天枢穴处。

按摩方法：用手掌从孩子两侧腋下搓摩至天枢穴50~100次，称搓摩胁肋。

功效说明：顺气化痰、除胸闷、开积聚。

主治病症：胸闷、腹胀、气喘、食积等症。

神 阙 温阳散寒、消食导滞

准确定位：腹中部，肚脐中央。
按摩方法：用中指或掌根揉100~300次，称揉脐。
功效说明：温阳散寒、消食导滞。
主治病症：腹胀腹痛、积食、肠鸣、吐泻等症。

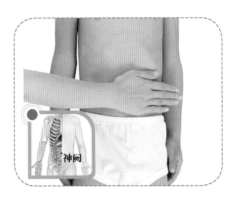

神阙

腹 健脾和胃、理气消食

准确定位：位于腹部。
按摩方法：两手拇指自剑突下沿肋弓边缘或自中脘至脐，向两旁分推100~200次，称分推腹阴阳；用手掌摩5分钟，称摩腹。
功效说明：健脾和胃、理气消食。
主治病症：便秘、痢疾、消化不良、疳积等症。

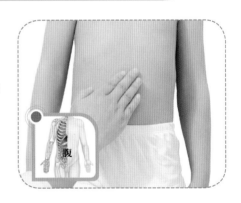

腹

上 脘 改善积食和便秘

准确定位：位于上腹部，前正中线上，脐上5寸。
按摩方法：将食指、中指、无名指并拢，以三指指腹置于上脘穴上，顺时针揉按100~200次。
功效说明：健脾和胃、理气消食。
主治病症：便秘、痢疾、消化不良、疳积等症。

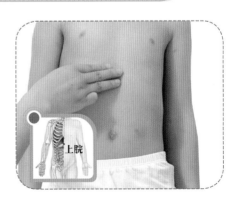

上脘

中脘 健脾和胃、降逆利水

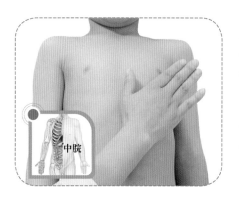

准确定位：在上腹部前正中线上，脐上4寸。

按摩方法：用中指端或掌根按揉100~300次，称揉中脘；用掌心或四指摩中脘5分钟，称摩中脘；用食指、中指指面自中脘向上直推至喉下或自喉下推至中脘100~300次，称推中脘。

功效说明：健脾和胃、消食和中。

主治病症：泄泻、呕吐、腹胀、食欲不振等症。

天枢 消食导滞、治痢疾

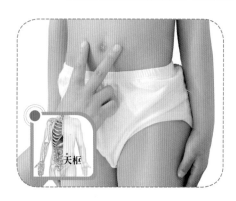

准确定位：脐中旁开2寸。

按摩方法：用食指或中指揉50~100次，称揉天枢。

功效说明：消食导滞、祛风止痛。

主治病症：腹胀、腹痛、腹泻、痢疾、便秘等。

气海 益气助阳、止腹痛

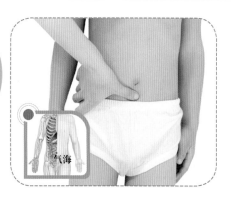

准确定位：下腹部，前正中线上，脐下1.5寸。

按摩方法：用大拇指揉50~100次，称揉气海。

功效说明：益气助阳、消食导滞。

主治病症：水肿、脘腹胀满、大便不通等症。

胸腹部特效穴位

关 元　培补元气、泄浊通淋

准确定位： 在下腹部前正中线上，脐下3寸。
按摩方法： 用大拇指揉50~100次，称揉关元。
功效说明： 培补元气、泄浊通淋。
主治病症： 腹痛、吐泻、疝气、食欲不振、遗尿等症。

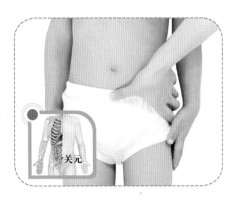

丹 田　气血两旺，告别腹泻

准确定位： 下腹部，脐下2寸与3寸间。
按摩方法： 用手指揉50~100次，称揉丹田；用手掌揉或摩5分钟，称摩丹田。
功效说明： 培肾固本、温补下元、分清别浊。
主治病症： 用于治疗小儿先天不足，下元虚冷的腹痛、遗尿、脱肛等症。

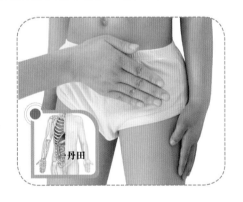

肚 角　理气消滞、止腹痛

准确定位： 脐下2寸，旁开2寸，大筋。
按摩方法： 用拇指、食指、中指三指由脐旁向深处拿捏3~5次，称拿肚角。一拿一松为1次。
功效说明： 理气消滞。
主治病症： 腹痛。

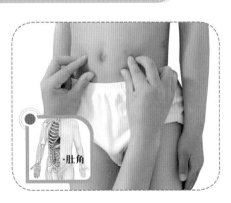

腰背部特效穴位
——解表通络、补益脾肾

大椎 清热解表、治感冒

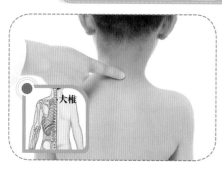

准确定位： 背部，后正中线上，第7颈椎棘突下凹陷中。

按摩方法： 用食指的指腹轻揉20~30次，称揉大椎。

功效说明： 清热解表、祛风止咳。

主治病症： 热病、咳嗽、感冒、气喘、落枕等症。

定喘 止咳平喘、通宣理肺

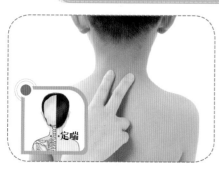

准确定位： 背部，第7颈椎棘突下，旁开0.5寸。

按摩方法： 用食指和中指指腹揉20~30次，称揉定喘。

功效说明： 肃降肺气、定喘止咳。

主治病症： 哮喘、咳嗽等呼吸系统疾病。

风门 缓解咳嗽气喘最有效

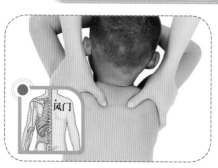

准确定位： 背部，第2胸椎棘突下，旁开1.5寸。

按摩方法： 用双手拇指指腹按揉20~30下，称揉风门。

功效说明： 解表通络、止咳平喘。

主治病症： 伤风、咳嗽、发热、头痛、项强等症。

肩井　发汗解表、治感冒

准确定位： 在肩上，大椎与肩峰端连线的中点上。

按摩方法： 用拇指与食指、中指用力提拿3~5次，称拿肩井；用指端按10~30次，称按肩井。

功效说明： 宣通气血、发汗解表。

主治病症： 感冒、惊厥、颈项强痛等症。

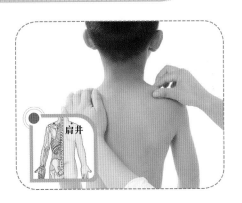

肺俞　孩子肺健康的守护神

准确定位： 第3胸椎棘突下，旁开1.5寸。

按摩方法： 用双手拇指指端揉50~100次，称揉肺俞；双手拇指分别自肩胛骨内缘从上向下推动100~300次，称推肺俞，或称分推肩胛骨。

功效说明： 调理肺气、补虚损、疏风解表。

主治病症： 咳嗽、发热、流鼻涕等外感病症。

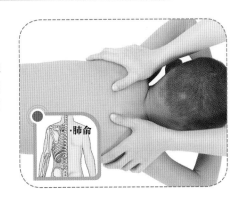

心俞　安神益智、治胸闷

准确定位： 第5胸椎棘突下，旁开1.5寸。

按摩方法： 用双手拇指指端揉50~100次，称揉心俞。

功效说明： 补益心气、安神益智。

主治病症： 胸闷、惊风、烦躁、盗汗、遗尿、脑瘫等。

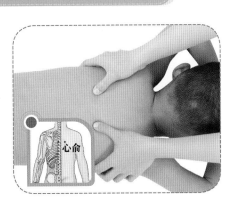

肝俞
疏肝理气、除烦躁

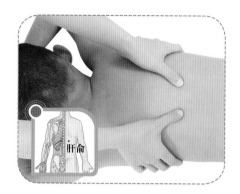

准确定位： 第9胸椎棘突下，旁开1.5寸。
按摩方法： 用双手拇指指端揉50~100次，称揉肝俞。
功效说明： 疏肝理气、明目解郁。
主治病症： 黄疸、胁痛、目赤肿痛、近视、烦躁、惊风等。

胆俞
疏肝利胆、治黄疸

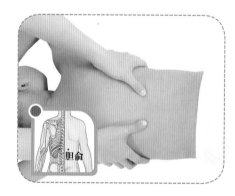

准确定位： 第10胸椎棘突下，旁开1.5寸。
按摩方法： 用双手拇指指端揉 50~100次，称揉胆俞。
功效说明： 疏肝利胆、清热止痛。
主治病症： 黄疸、口苦、胁痛、潮热等。

脾俞
健脾和胃、助运化

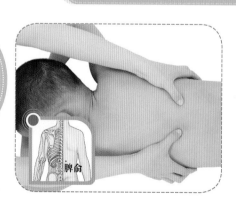

准确定位： 第11胸椎棘突下，旁开1.5寸。
按摩方法： 用双手拇指指端揉 50~100次，称揉脾俞。
功效说明： 健脾胃、助运化、祛水湿。
主治病症： 呕吐、腹泻、疳积、食欲缺乏等。

腰背部特效穴位

胃俞 腹胀疳积全跑光

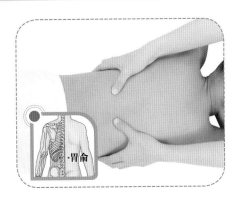

准确定位：第12胸椎棘突下，旁开1.5寸。
按摩方法：用双手拇指指端揉 50~100次，称揉胃俞。
功效说明：和胃助运、消食导滞。
主治病症：胸胁痛、胃脘痛、呕吐、腹胀、疳积等。

肾俞 益肾助阳、治遗尿

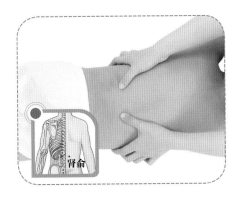

准确定位：第2腰椎棘突下，旁开1.5寸。
按摩方法：用双手拇指指端揉50~100次，称揉肾俞。
功效说明：补益肾气、强身健体。
主治病症：遗尿、腹泻、佝偻病、哮喘等。

大肠俞 润肠通腑、治便秘

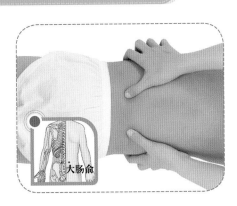

准确定位：第4腰椎棘突下，旁开1.5寸。
按摩方法：用双手拇指指端揉 50~100次，称揉大肠俞。
功效说明：调肠通腑、止泻通便。
主治病症：腹痛、腹胀、便秘、痢疾等。

命门 温肾助阳、消水肿

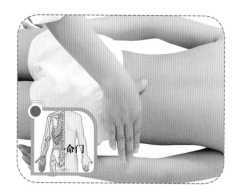

准确定位： 第2腰椎与第3腰椎棘突之间。

按摩方法： 用拇指指端揉10~20次，称揉命门。

功效说明： 温肾助阳、缩泉止遗。

主治病症： 遗尿、腹泻、哮喘、水肿等。

龟尾 让孩子排泄通畅

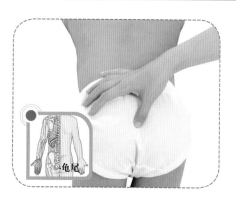

准确定位： 位于尾骨端下0.5寸，当尾骨端与肛门连线的中点处。

按摩方法： 用拇指指端揉100~300次，称揉龟尾。

功效说明： 调理大肠。

主治病症： 便秘、脱肛、遗尿等。

七节骨 让孩子夜里不再"画地图"

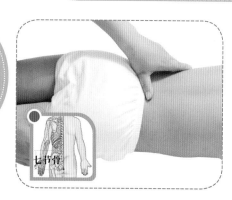

准确定位： 位于第4腰椎至尾椎骨端（长强穴）成一直线。

按摩方法： 用拇指桡侧面或食指、中指指腹自下而上或自上而下直推100~300次，分别称为推上七节骨和推下七节骨。

功效说明： 推上七节骨能温阳止泻；推下七节骨能泻热通便。

主治病症： 便秘、腹泻、痢疾等。

上肢部特效穴位
——退热消滞见效快

脾 经　调理脾胃，让孩子爱吃饭

准确定位： 拇指桡侧缘或拇指末节罗纹面。

按摩方法： 一手托住孩子手，用另一只手拇指指腹旋推孩子拇指罗纹面，为补脾经；从孩子拇指指根推向指尖为清脾经。来回直推为平补平泻。补脾经和清脾经统称推脾经，推100~500次。

功效说明： 补法健脾胃、补气血；泻法清热利湿、化痰止呕。

主治病症： 食欲不振、消化不良、疳积、腹泻等。一般少用清法，多用补法。

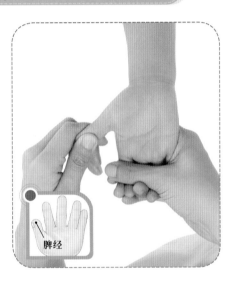

脾经

肝 经　降温、排毒

准确定位： 食指末节罗纹面。

按摩方法： 一手托住孩子手，用另一只手的拇指指腹旋推孩子食指罗纹面，为补肝经；从孩子食指指根推向指尖为清肝经。补肝经和清肝经统称推肝经，推100~500次。

功效说明： 降温、排毒。

主治病症： 常用于惊风、抽搐、烦躁不安、五心烦热等。

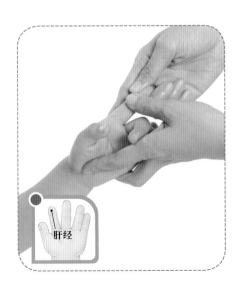

肝经

心 经　摆脱口舌生疮的烦恼

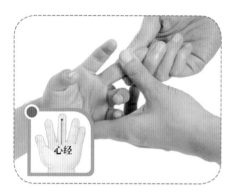

准确定位：中指末节罗纹面。

按摩方法：一手托住孩子手，用另一只手的拇指指腹旋推孩子中指罗纹面，为补心经；从孩子中指指根推向指尖为清心经。一般常用清法而少用补法，以免动心火。补心经和清心经统称推心经，推100~500次。

功效说明：养心安神、清热除烦。

主治病症：用于高热发晕、口舌生疮、小便赤涩、心血不足等。

肺 经　宣肺清热、止咳喘

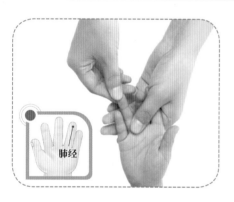

准确定位：无名指末节罗纹面。

按摩方法：一手托住孩子手，用另一只手的拇指指腹旋推孩子无名指罗纹面，为补肺经；从孩子无名指指根推向指尖为清肺经。一般常用清法，少用补法。补肺经和清肺经统称推肺经，推100~500次。

功效说明：补法补益肺气；清法宣肺清热、疏风解表、化痰止咳。

主治病症：咳嗽、气喘、发热等。

肾 经　先天不足后天补

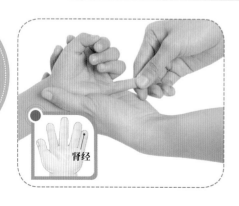

准确定位：小指末节掌面。

按摩方法：一手托住孩子手，用另一手拇指指腹旋推孩子小指罗纹面，为补肾经；从孩子拇指指根推向指尖为清肾经。补肾经和清肾经统称推肾经，推100~500次。

功效说明：补肾益脑、温养下焦。

主治病症：腹泻，膀胱蕴热，小便时间短、次数多等。

肾顶 固表止汗、收敛元气

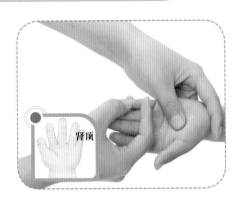

准确定位：在小指顶端。
按摩方法：一手托住孩子手掌，掌心向上，用另一只手的拇指指尖揉小指顶端，称揉肾顶，揉100~500次。
功效说明：固表止汗、收敛元气。
主治病症：自汗、盗汗、大汗淋漓不止等。

小肠经 收敛止遗、清除湿热

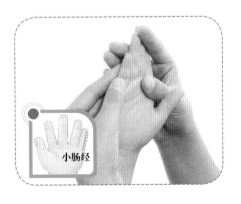

准确定位：小指外侧缘，自指尖至指根成一直线。
按摩方法：一手托住孩子手，用另一只手的拇指指腹从孩子小指指尖推到指根，称补小肠经，反之为清小肠经。补小肠经和清小肠经统称推小肠经，推100~300次。
功效说明：补法可温补下焦、收敛止遗；泻法可清利下焦湿热。
主治病症：多用于小便短赤不利、尿闭或下焦虚寒型的多尿、遗尿等。

肾纹 散瘀结、退高热、治口疮

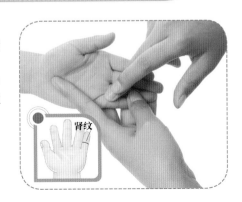

准确定位：手掌面朝上，小指第二指间关节横纹处。
按摩方法：一手握孩子小指，用另一手中指或拇指指端按揉本穴，称揉肾纹，揉100~500次。
功效说明：祛风明目、散瘀结。
主治病症：目赤肿痛、高热、口舌生疮等。

胃经 让孩子"吃嘛嘛香"

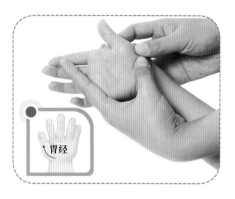

准确定位：手掌面拇指第一节，也有在大鱼际桡侧赤白肉际，由掌根至拇指根部之说。

按摩方法：一手持孩子拇指，用另一手拇指自孩子掌根推至拇指根部，称清胃经；用拇指罗纹面旋推孩子近掌端第一节，称补胃经。补胃经和清胃经统称推胃经，推100~500次。

功效说明：补胃经能健脾胃、助运化、清胃经，可和胃降逆、泻胃火、除烦止渴。

主治病症：呕吐、嗳气、消化不良、食欲不振等。

板门 消食导滞、止泄泻

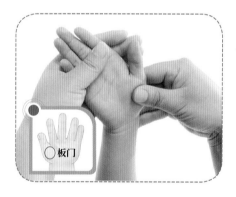

准确定位：手掌大鱼际平面。

按摩方法：一手持孩子手，使手掌朝上，用另一只手的拇指指面揉孩子大鱼际，称揉板门。揉50~100次。

功效说明：健脾和胃、消食化滞。

主治疾病：积食、腹胀、呕吐、腹泻等。

大肠经 补法止泻，泻法除便秘

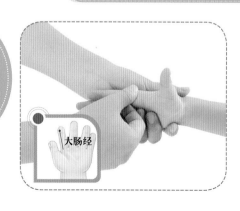

准确定位：食指桡侧缘，自食指尖至虎口成一直线。

按摩方法：一手持孩子手，暴露桡侧缘，用另一只手的拇指罗纹面，从孩子食指指尖直线推向虎口为补，称补大肠经。反之为清，称清大肠经。补大肠经和清大肠经统称推大肠经，推100~300次。

功效说明：补法可以止泻，清法可以清利大肠，除湿热。

主治病症：腹泻、脱肛、便秘、痢疾等。

四横纹 清热散结、治腹胀

准确定位： 掌面食指、中指、无名指、小指第一指间关节横纹处。

按摩方法： 一手托住孩子的手，使手掌朝上，用另一只手的拇指指甲从孩子食指依次掐揉至小指横纹，称掐四横纹，掐揉各3~5次；四指并拢，从食指横纹到小指横纹，来回直推，称推四横纹，推100~300次。

功效说明： 掐四横纹能退热除烦、散瘀结；推四横纹能调中行气、和气血、消胀满。是治疗小儿疳积的要穴，常与补脾经、揉中脘、按揉足三里、捏脊等合用。

主治病症： 用于消化不良、腹胀、口疮等症。

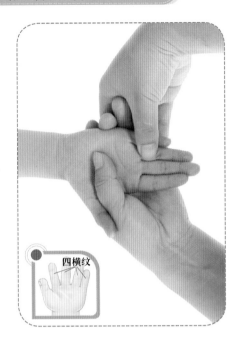

四横纹

小横纹 退热消胀、散瘀结

准确定位： 掌面食指、中指、无名指、小指掌指关节横纹处。

按摩方法： 一手持孩子四指，使掌心向上，用另一只手的拇指指甲，从孩子食指掌指关节横纹，依次掐至小指，掐3~5次，称掐小横纹；用拇指在罗纹面推100~300次，称推小横纹。

功效说明： 掐、推小横纹能退热消胀、散瘀结。

主治病症： 推小横纹能治肺部干性啰音；掐小横纹用于脾胃热结、口唇破烂及腹胀等症。

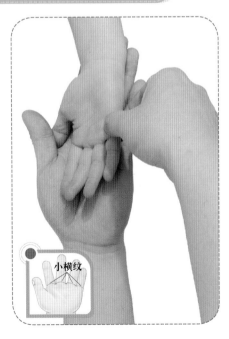

小横纹

小 天 心

发热惊风捣一捣

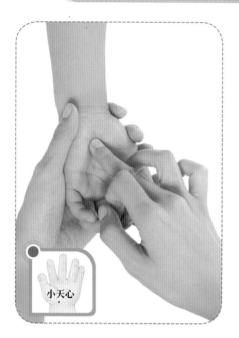

小天心

准确定位：在大、小鱼际交界处凹陷中，内劳宫之下，总筋之上。

按摩方法：一手持孩子手掌，使掌心朝上，用另一只手的中指端揉，揉100~300次，称揉小天心；用拇指甲掐3~5次，称掐小天心；用中指端或屈曲的指间关节捣10~30次，称捣小天心。

功效说明：掐揉小天心能清热、镇惊、利尿、明目；掐、捣小天心能镇惊安神。

主治病症：惊风抽搐、夜啼、目赤肿痛、发热等症。

内 八 卦

巧运八卦百病除

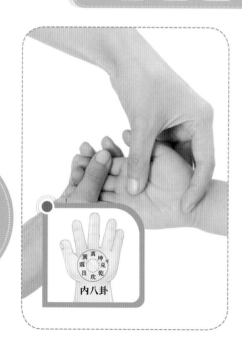

内八卦

准确定位：内八卦在掌中，以掌心为圆心，从圆心至中指指根横纹约2/3处为半径所做圆周。用拇指指端自乾宫起至兑宫止，旋转摩擦200次。

按摩方法：一手持孩子四指，使掌心向上，用另一只手的拇指罗纹面用运法，自乾卦至兑卦止，周而复始，顺时针运，运100~500次，称顺运内八卦；自兑卦起至乾卦止，逆时针运，运100~500次，称逆运八卦。

功效说明：顺运内八卦具有宽胸利膈、理气化痰、行滞消食的作用；逆运八卦能降气平喘。

主治病症：咳嗽、胸闷、腹胀、呕吐及食欲不振等。

上肢部特效穴位

掌小横纹

宽胸宣肺、化痰止咳

准确定位：掌面小指根下，尺侧掌纹头。

按摩方法：一手托住孩子的手，使掌心朝上，用另一只手的拇指或中指端按揉本穴，揉100~500次，称揉掌小横纹。

功效说明：宽胸宣肺、化痰止咳。

主治病症：咳喘（气管炎）、口疮、流涎等。

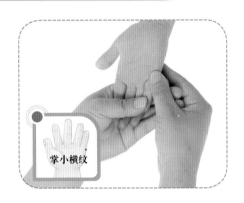

大横纹

行滞消食、治腹胀

准确定位：仰掌，掌后横纹。近拇指端称阳池，近小指端称阴池。

按摩方法：用双手拇指指面从孩子掌后横纹中点由总筋向两旁分推，称分推大横纹，又称分阴阳；自两旁向总筋合推，称合阴阳。推30~50次。

功效说明：分阴阳能平衡阴阳、调和气血、行滞消食；合阴阳能行痰散结。

主治病症：腹胀、腹泻等症。

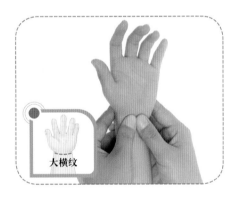

内劳宫

清热除烦、退心火

准确定位：掌心，握拳时中指、无名指指尖之间中点。

按摩方法：一手持孩子手，使掌心朝上，用另一只手的拇指指端揉孩子掌心，揉100~300次，称揉内劳宫。

功效说明：清热除烦、疏风解表。

主治病症：口疮、发热、感冒、抽搐等。

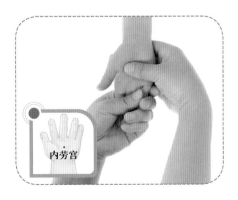

总筋 镇惊止痉、治夜啼

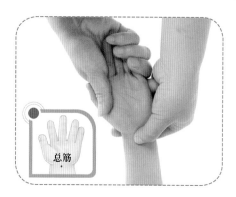

总筋

准确定位：掌后腕横纹中点。

按摩方法：一手持孩子四指，用另一只手的拇指指端按揉本穴，揉100~300次，称揉总筋；用拇指甲掐3~5次，称掐总筋。

功效说明：揉总筋具有清心经热、散结止痉，通调周身气机的功效；掐总筋能镇惊止痉。

主治病症：揉总筋可治疗口舌生疮、潮热夜啼等实证；掐总筋可治疗惊风抽搐。

十宣 醒神开窍、退高热

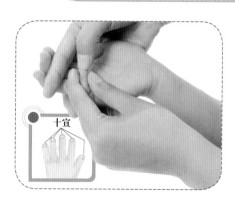

十宣

准确定位：十指尖指甲内赤白肉际处。

按摩方法：一手托住孩子手，使其指尖向上，用另一只手拇指指甲逐一掐之，各掐3~5次，称掐十宣。

功效说明：清热、醒神、开窍。

主治病症：高热、惊风、抽搐、昏厥。主要用于急救。

二人上马 引火归元、补肾通淋

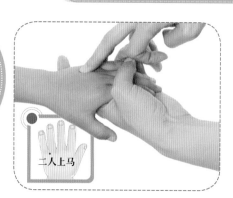

二人上马

准确定位：手背无名指及小指掌指关节后陷中。

按摩方法：一手握孩子四指，使掌心向下，用另一只手的拇指掐3~5次，称掐二人上马；用拇指、中指相对用力揉之，揉100~300次，称揉二人上马。

功效说明：引火归元、补肾利水、顺气散结。

主治病症：小便闭塞、牙痛、颈肿咽痛、消化不良等。

上肢部特效穴位

威灵　开窍醒神急救穴

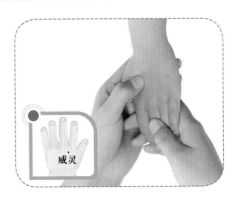

准确定位： 在手背第二、三掌骨歧缝间。
按摩方法： 一手握孩子四指，用另一手拇指指甲掐之，掐后即揉，掐3~5次，或醒后即止，称掐威灵。
功效说明： 开窍醒神。
主治病症： 主要用于急救。

精宁　行气、破结、化痰

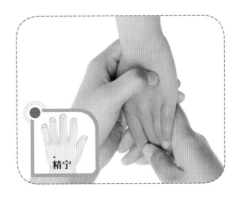

准确定位： 在手背第四、第五掌骨歧缝间。
按摩方法： 一手握孩子四指，用另一只手的拇指指甲掐之，掐后即揉，掐3~5次，称掐精宁。
功效说明： 行气、破结、化痰。
主治病症： 痰食积聚、气吼痰喘、干呕、疳积等症。

外八卦　宽胸理气、通滞散结

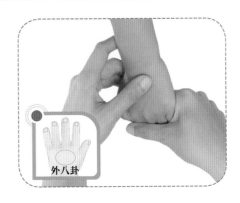

准确定位： 手背外劳宫周围，与内八卦相对处。
按摩方法： 一手持孩子四指，使掌背向上，用另一只手的拇指做顺时针方向掐运，运100~300次，称运外八卦。
功效说明： 宽胸理气、通滞散结。
主治病症： 胸闷、腹胀、便结等。

二扇门 打开孩子清火退热之门

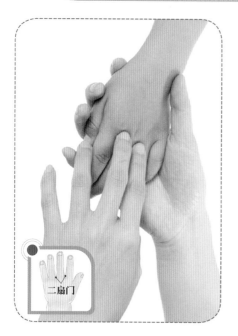

二扇门

准确定位：掌背的中指根的本节两侧凹陷处。
按摩方法：用一只手握住孩子手，使其手心向下，用另一只手的食指、中指指端掐之，掐3~5下，称掐二扇门。或一手握住孩子手腕，用另一只手的食指、中指指端按揉，称揉二扇门。
功效说明：发汗透表、退热平喘。
主治病症：外感风寒。

外劳宫 祛除体寒的真良方

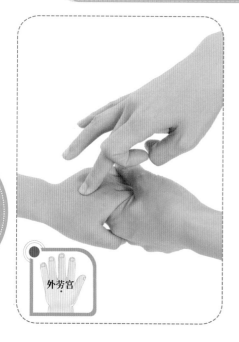

外劳宫

准确定位：掌背正中两骨中间凹处，与内劳宫穴相对。
按摩方法：一手握孩子手，使掌背朝上，用另一只手的中指揉，揉100~300次，称揉外劳宫；用拇指甲掐之，掐3~5次，称掐外劳宫。
功效说明：温阳散寒、升阳举陷、发汗解表。
主治病症：感冒、痢疾、遗尿、腹泻等。

上肢部特效穴位

一窝风　伤风感冒按一按

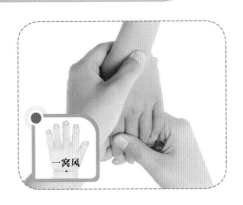

准确定位：手背腕横纹正中凹陷处。

按摩方法：一手握孩子的手，使掌背向上，用另一只手拇指或中指揉之，揉100~300次，称揉一窝风。

功效说明：温中行气、止痹痛、利关节。

主治病症：伤风感冒、小儿惊风等。

膊阳池　清热通络、降逆止痛

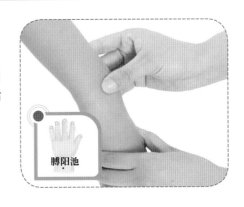

准确定位：手背一窝风上3寸凹陷处。

按摩方法：一手握孩子手腕，使掌背向上，用另一只手拇指指端揉，称揉膊阳池；用拇指指甲掐3~5次，称掐膊阳池。

功效说明：止头痛、通大便、利小便。

主治病症：感冒头痛，小便短赤等。

五指节　安神镇惊、通关窍

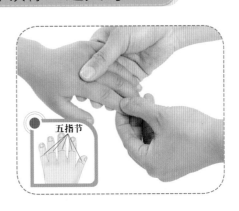

准确定位：掌背五指各关节。

按摩方法：一手托住孩子的手，使其手背向上，用另一只手拇指指甲依次从孩子拇指掐至小指，掐后再揉，各掐揉3~5次，称掐五指节；用拇指指面揉，揉30~50次，称揉五指节。

功效说明：安神镇惊、祛风痰、通关窍。

主治病症：惊惕不安、惊风、惊吓啼、痞积。

三关 补气行气、温阳散寒

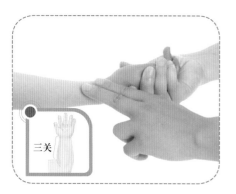

三关

准确定位： 前臂桡侧，阳池至曲池成一直线。

按摩方法： 一手托住孩子手腕，用另一只手的拇指桡侧或食指、中指指面从孩子手腕推向肘部，推100~300次，称推三关。

功效说明： 补气行气、温阳散寒、发汗解表。

主治病症： 气血虚弱、四肢发寒、腹痛腹泻、疹子透出不畅及感冒等一切虚寒病证。

天河水 扑灭孩子身上一切邪火之源

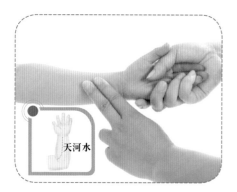

天河水

准确定位： 前臂掌侧正中，总筋至洪池（曲泽）成一直线。

按摩方法： 一手握住孩子手，使掌心向上，用另一只手的食指、中指指面自孩子腕横纹推向肘横纹，推100~500次，称清天河水。

功效说明： 清热解表、泻火除烦

主治病症： 感冒发热、头痛、恶风等一切热证。

六腑 降孩子所有实热病证

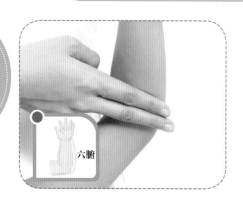

六腑

准确定位： 在前臂尺侧，肘至阴池成一直线。

按摩方法： 一手握住孩子手腕，用另一只手的食指、中指指面自孩子肘部推向手腕，推100~500次，称推六腑或推六腑。

功效说明： 此为凉穴。清热解毒、消肿止痛。

主治病症： 高热、惊风、口疮、面肿、咽痛、便秘等一切实热病证。

下肢部特效穴位
——疏通经络、促进生长

箕门 清热利尿、治水泻

准确定位：大腿内侧，膝盖上缘至腹股沟成一直线。

操作手法：食指和中指指腹自膝盖内侧上缘直推至腹股沟，推100~300次，称推箕门。

功效说明：清热利尿、治水泻。

主治病症：小便不利、尿闭、水泻等泌尿系统疾病。

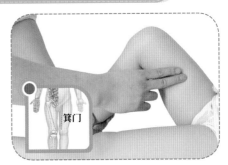

箕门

百虫 疏通经络、缓痹痛

准确定位：在大腿内侧，髌底内侧端上3寸。

操作手法：用拇指和食指、中指对称提拿3~5次，再用拇指端揉10~30次，称拿百虫。

功效说明：疏通经络、止抽搐。

主治病症：多用于下肢瘫痪及痹痛等症。

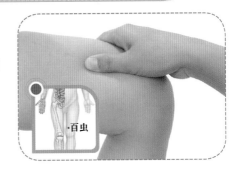

·百虫

膝眼 通经活络、治膝痛

准确定位：在膝盖两旁凹陷中（外侧凹陷称外膝眼；内侧凹陷称内膝眼）。

操作手法：用拇指、食指分别揉按两侧膝眼，揉50~100次，掐或拿3~5次。

功效说明：熄风止搐、通经活络。

主治病症：小儿麻痹症导致的下肢萎软无力，并能治疗膝关节扭挫伤等膝部病症。

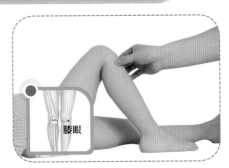

膝眼

足三里
健脾和胃的保健大穴

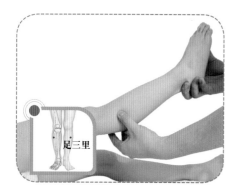

足三里

准确定位： 外膝眼下3寸，胫骨旁开1寸。
操作手法： 用拇指指腹揉50~100次，称揉足三里。
功效说明： 健脾和胃、调中理气、通络导滞。
主治病症： 呕吐、腹泻等消化系统疾病。

三阴交
通血脉、调水道

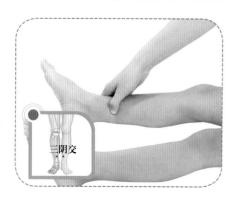

三阴交

准确定位： 内踝尖直上3寸，胫骨后缘凹陷中。
操作手法： 用拇指指端按3~5次，揉20~30次，称按揉三阴交。
功效说明： 通血脉、健脾胃、疏下焦、利湿热、通调水道。
主治病症： 遗尿、小便频繁涩痛不利等泌尿系统疾病，以及消化不良等症。

丰隆
化痰平喘、和胃气

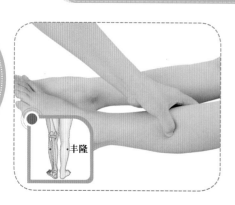

丰隆

准确定位： 外踝尖上8寸，胫骨外侧1.5寸，胫腓骨之间。
操作手法： 用拇指指端揉20~40次，称揉丰隆。
功效说明： 化痰平喘、和胃气。
主治病症： 咳嗽、气喘、下肢痿痹等。

阳陵泉　快速解除胸胁疼痛

准确定位： 小腿外侧，在腓骨小头前下方凹陷处。

操作手法： 用拇指指端揉50~100次，称揉阳陵泉。

功效说明： 清热利湿、舒筋通络。

主治病症： 胸胁疼痛、下肢麻木、脑瘫等。

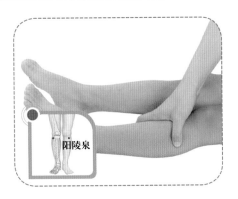

阳陵泉

委中　改善惊风抽搐

准确定位： 腘窝中央，两大筋（股二头肌腱、半腱肌腱）之间。

操作手法： 用拇指、食指端提拿勾拨腘窝中筋腱5次，称拿委中，或以拇指指端揉50~100次，称揉委中。

功效说明： 疏通经络、熄风止痉。

主治病症： 惊风抽搐、下肢萎软无力等。

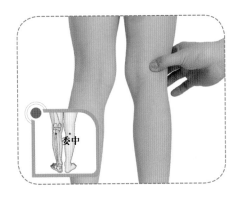

委中

承山　通经活络、止痉熄风

准确定位： 在腓肠肌交界的尖端，人字形凹陷处。

操作手法： 用食指指端嵌入承山所在的软组织缝隙中，然后横向拨动该处的筋腱，操作10~30次，称拿承山。

功效说明： 通经活络、止痉熄风。

主治病症： 惊风抽搐、下肢萎软、腿痛转筋等。

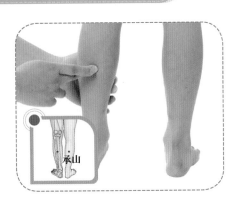

承山

太溪 滋阴益肾、清热止痛

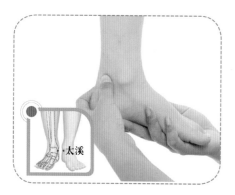

准确定位： 足内侧，内踝后方，当内踝尖与跟腱之间的凹陷处。

操作手法： 用拇指指端揉100~200次，称揉太溪。

功效说明： 滋阴益肾、清热止痛。

主治病症： 头痛、咽喉肿痛、咳喘等。

昆仑 强腰补肾、散热化气

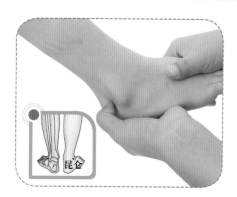

准确定位： 足部外踝后方，当外踝尖与跟腱之间的凹陷中。

操作手法： 用拇指指甲着力，稍用力掐3~5次，称掐昆仑。

功效说明： 解肌通络、强腰补肾。

主治病症： 头痛、惊风、腰痛、下肢痉挛等。

涌泉 滋阴退热、助长高

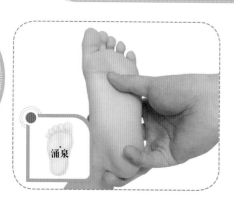

准确定位： 足掌心前1/3与后2/3交界处的凹陷中。

操作手法： 用拇指指腹着力，由下往足趾方向直推100~300次，称推涌泉；用拇指指腹按揉30~50次，称揉涌泉。

功效说明： 滋阴退热、引火归元。

主治病症： 五心烦热、烦躁不安、夜啼等症，还可与推六腑、推天河水配合以退实热。

下肢部特效穴位

儿童经络按摩常用手法功能

功效	按摩手法
解表	推攒竹、推坎宫、运太阳、揉耳后高骨、拿风池、捏大椎、揉迎香、拿肩井、推三关、推天河水、掐揉二扇门、揉外劳宫、清肺经等
清热	清肝经、清心经、清脾经、清肾经、清大肠经、清胃经、清天河水、过天河、推六腑、掐揉小天心、掐揉总筋、掐揉内劳宫、清板门、掐四横纹、推小横纹、揉掌小横纹、揉肾纹、重推脊、揉涌泉、掐十宣等
补益	补脾经、补心经、补肺经、补肾经、补大肠经、揉丹田、推三关、摩脐、捏脊、揉中脘、揉足三里、揉肺俞、揉脾俞、揉肾俞等
温阳散寒	掐揉二扇门、掐揉一窝风、揉外劳宫、分阳池、摩脐、推三关、揉丹田等
消食化滞	清脾经、补脾经、揉板门、掐揉四横纹、运内八卦、揉中脘、摩脐、摩腹、按揉足三里、揉脾俞、推小横纹等
理气化痰止咳	运内八卦、揉掌小横纹、按揉天突、按揉丰隆、分推膻中、揉膻中、揉乳旁、揉乳根、揉肺俞、分推肩胛骨等
止呕吐	腕横纹推向板门、直推中脘、推天柱骨、逆运外八卦等
止泻	补大肠经、补脾经、补肾经、向上推按后承山、揉龟尾、上推七节骨、捏脊、揉脐、揉天枢、按揉足三里、揉涌泉等
止腹痛	掐揉一窝风、拿后承山、按揉肾俞、按揉脾俞等
通便	清大肠经、按揉膊阳池、向下推按后承山、摩腹、下推七节骨、揉龟尾、运外八卦等
利尿	清小肠经、推箕门、揉三阴交、揉丹田等
止抽搐	拿合谷、拿肩井、拿曲池、拿委中、拿后承山、拿昆仑、拿膝眼等
醒神开窍	掐人中、掐十宣、掐端正、掐威灵、掐精宁、按牙关等
镇惊安神	推攒竹、按揉百会、揉小天心、清肝经、掐揉五指节、轻推脊等

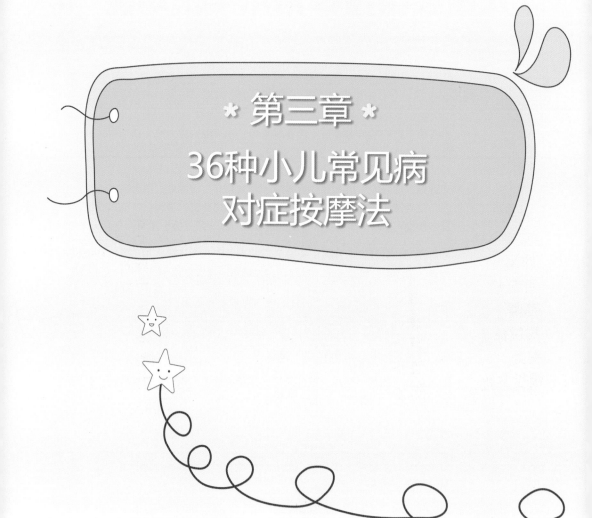

* 第三章 *
36种小儿常见病
对症按摩法

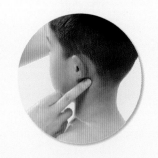
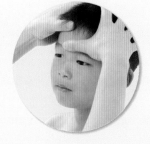
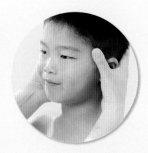

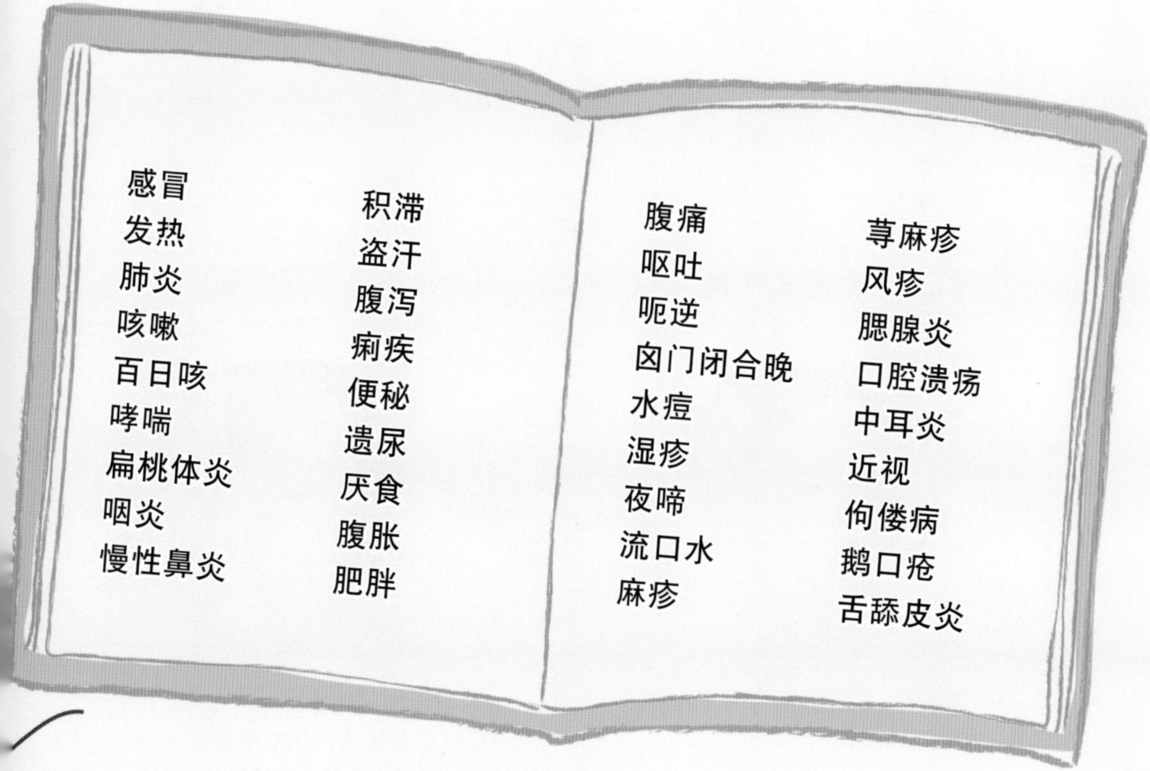

感冒
发热
肺炎
咳嗽
百日咳
哮喘
扁桃体炎
咽炎
慢性鼻炎

积滞
盗汗
腹泻
痢疾
便秘
遗尿
厌食
腹胀
肥胖

腹痛
呕吐
呃逆
囟门闭合晚
水痘
湿疹
夜啼
流口水
麻疹

荨麻疹
风疹
腮腺炎
口腔溃疡
中耳炎
近视
佝偻病
鹅口疮
舌舔皮炎

感 冒

　　感冒是一种常见病。因为感冒通常是感受外邪为先，所以又俗称"伤风"。感冒四季都可以发生，以冬春之交最为常见。

　　小儿身体尚未发育完全，感冒的特点也与成人有所不同，且感冒常常累及心、肝、脾等诸多脏腑。经络按摩治疗应以解表散寒清热为主。

小儿感冒的基本按摩手法

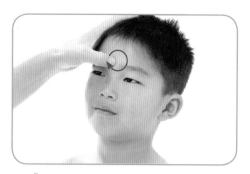

1 揉印堂：印堂在两眉内侧端连线中点处，用拇指指腹揉1分钟。

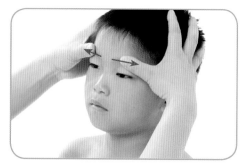

2 推坎宫：坎宫指的是自眉头起沿眉毛向眉梢成一横线。用双手拇指自眉心向眉梢方向推动，以眉心微微发红为度，推30~50次。

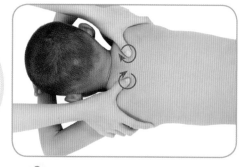

3 揉风门：风门在第2胸椎棘突下，旁开1.5寸，用双手拇指指端揉20~30次。

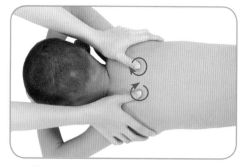

4 揉肺俞：肺俞在第3胸椎棘突下，旁开1.5寸。用双手拇指指端揉50~100次。

感
冒

风寒型的按摩手法

体质特征： 怕冷、发热、无汗、四肢关节酸痛、流清涕、咳痰清稀、舌淡。

按摩手法： 在基本按摩手法的基础上加按以下穴位。

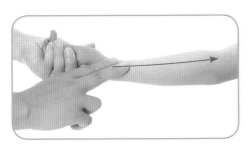

1 推三关： 三关在前臂靠拇指一侧，用食指、中指指腹从孩子腕推向肘，推100~300次。

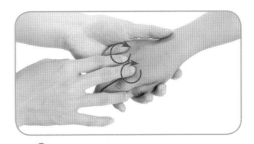

2 掐揉二扇门： 二扇门位于手背，中指指根两侧凹陷中，以食指、中指指端掐揉2~3分钟。

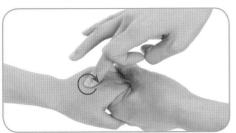

3 揉外劳宫： 外劳宫在掌背正中两骨中间凹处，与内劳宫穴相对，以中指指腹揉1分钟。

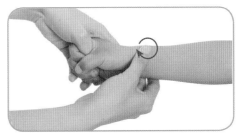

4 拿列缺： 在前臂桡侧缘，桡骨茎突上方，腕横纹上1.5寸，当肱桡肌与拇长展肌腱之间。用拇指与食指相对用力，拿捏穴位50~100次。

风热型的按摩手法

体质特征： 发热重、怕风或怕冷、嗓子疼、口干、有汗、流黄涕、咳嗽痰黄、舌边尖红、舌苔薄黄。

按摩手法： 在基本按摩手法基础上加按以下穴位。

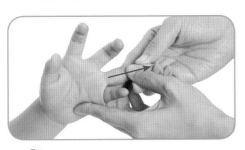

1 清肺经： 用拇指指腹从孩子无名指指根推向指尖，推200次。

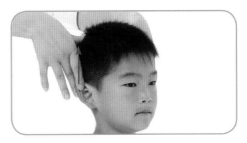

2 双凤展翅： 用两手食指、中指夹孩子两耳，向上提拉，提3~5次。

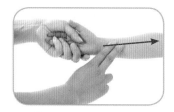

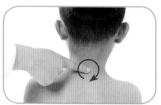

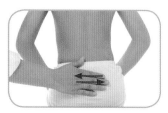

3 **清天河水：**天河水在前臂掌侧正中，用食指和中指指面自孩子腕推向肘，推100~500次。

4 **揉大椎：**大椎在第7颈椎棘突下凹陷中，用食指指腹揉1分钟。

5 **横擦腰骶部：**以手掌横擦骶尾部，以透热为度。

咳嗽痰多型的按摩手法

体质特征：感冒伴经常性咳嗽、痰多，有的宝宝不会咳出痰。

按摩手法：在基本按摩手法基础上加按以下穴位。

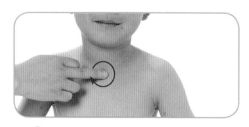

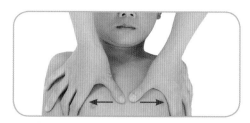

1 **揉天突：**天突在胸骨上窝中央，以中指指腹揉100~300次。

2 **分推膻中：**膻中在胸部，前正中线上，两乳头连线的中点，用双手拇指指腹自胸骨切迹向下推至剑突，推100次。

高热惊厥型的按摩手法

体质特征：感冒初期的急性发热，惊厥大都发生在体温骤升达到38.5℃~39.5℃时。出现意识丧失，全身对称性、强直性阵发痉挛，还可表现为双眼凝视、斜视、上翻等。

按摩手法：在基本按摩手法基础上加按以下穴位。

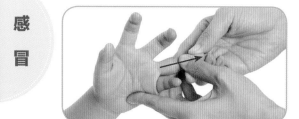

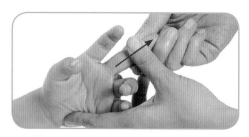

1 **清肺经：**用拇指指腹从孩子无名指指根推向指尖，推200次。

2 **清心经：**用拇指指腹从孩子中指指根推向指尖，推200次。

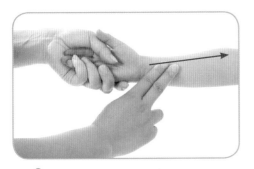

3 **清天河水**：天河水在前臂掌侧正中，用食指和中指指面自孩子腕推向肘，推100~500次。

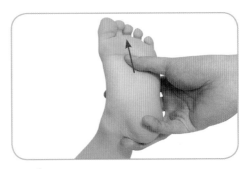

4 **推涌泉**：涌泉位于脚掌前1/3与中1/3交界处的凹陷中，以拇指指腹自下向上推，推200次。

食欲缺乏型的按摩手法

体质特征：感冒后没有进食欲，嘴中发苦，甚至不爱喝水。
按摩手法：在基本按摩手法基础上加按以下穴位。

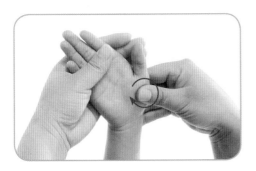

1 **揉板门**：用拇指指面揉孩子手掌大鱼际100次。

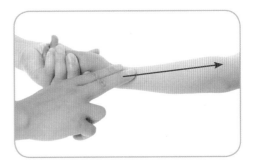

2 **推三关**：三关在前臂靠拇指一侧，用食指和中指指腹从孩子腕推向肘，推100~300次。

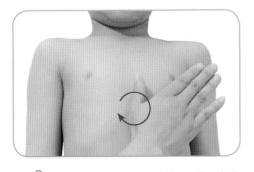

3 **揉中脘**：中脘在上腹部，前正中线上，脐上4寸，用掌根按揉100~300次。

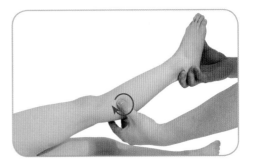

4 **按揉足三里**：足三里在外膝眼下3寸，胫骨旁开1寸。用拇指指腹揉50~100次。

发 热

　　一般情况下，孩子发热的原因大多与感冒、肺部热邪侵犯，同时胃部积食或者长期便秘、久病伤阴导致阴虚内热有关。但更多时候，孩子发热是由于感冒所导致，这是因为孩子抗病能力不足，很容易被风寒所侵，寒邪侵袭身体，减弱了保护身体的阳气，所以容易感冒发热。经络按摩治疗应以散寒去郁为主。

小儿发热的基本按摩手法

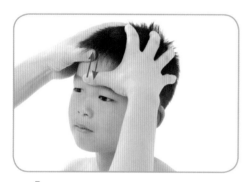

1 开天门：天门穴在两眉头连线中点至前发际成一直线，即额头正中线，用两手拇指在额头正中线自下而上交替做直线推动，推30~50次。

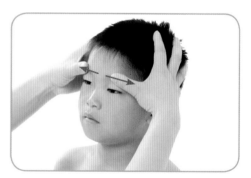

2 推坎宫：坎宫自眉头起，沿眉毛向眉梢成一横线。用双手拇指自眉心向眉梢方向推动，以眉心微微发红为度，推200次。

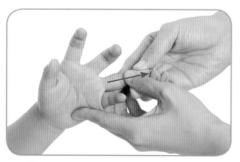

3 清肺经：用拇指指腹从孩子无名指指根推向指尖，推200次。

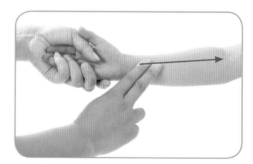

4 清天河水：天河水在前臂掌侧正中，用食指和中指指面自孩子腕推向肘，推100~500次。

风寒型的按摩手法

体质特征：**怕冷、头痛、鼻塞、流涕、舌苔薄白。**
按摩手法：**在基本按摩手法基础上加按以下穴位。**

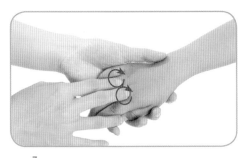

1 **掐揉二扇门**：二扇门位于手背，中指指根两侧凹陷中，以食指、中指指端掐揉2~3分钟。

2 **推三关**：三关在前臂靠拇指一侧，用食指和中指指腹从孩子腕推向肘，推100~300次。

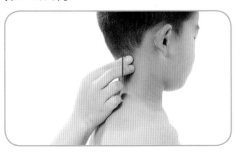

3 **拿风池**：风池在项部，枕骨之下，与风府相平，胸锁乳突肌与斜方肌之间凹陷中。用拇指、食指和中指相对用力，提拿风池5~10次。

风热型的按摩手法

体质特征：**微微发汗、嗓子疼、口干、流黄鼻涕、食指脉络红紫。**
按摩手法：**在基本按摩手法基础上加按以下穴位。**

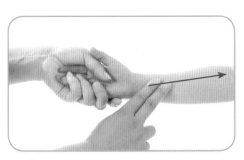

1 **清天河水**：天河水在前臂掌侧正中，用食指和中指指面自孩子腕推向肘，推100~500次。

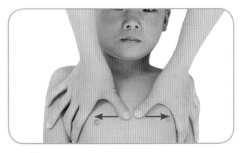

2 **分推膻中**：膻中在胸部，前正中线上，两乳头连线的中点，用双手拇指指腹从膻中穴向两侧分推至乳头。

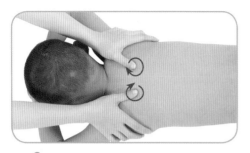

3 揉肺俞：肺俞在第3胸椎棘突下，旁开1.5寸。用双手拇指指端揉50~100次。

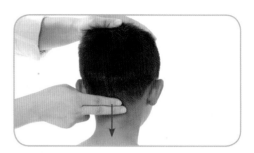

4 推天柱：天柱在颈后发际正中至大椎穴成一直线。用拇指或者食指、中指指腹自上向下直推10次。

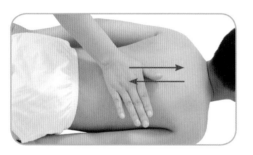

5 推脊柱：用手掌来回推按脊柱1~3分钟，至背部发红、发热为止。

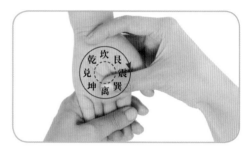

6 运内八卦（痰多的情况下加）：内八卦在掌中，以掌心为圆心，从圆心至中指指根横纹约2/3处为半径所做圆周。用拇指指端自乾宫起至兑宫止，旋转摩擦200次。

乾 坎 艮
兑 震
坤 离 巽

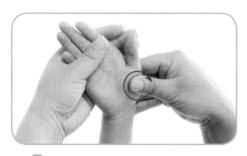

7 揉板门（食欲不佳的情况下加）：用拇指指面揉孩子手掌大鱼际100~300次。

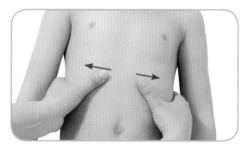

8 分推腹阴阳：将双手拇指放在腹部，向腰侧分推50~100次，然后手掌放在腹部，在皮肤表面做顺时针回旋性的摩动100~200次。

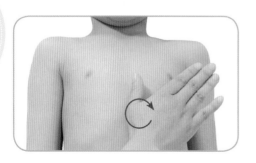

9 揉中脘：中脘在上腹部，前正中线上，脐上4寸，用掌根按揉100~300次。

体质特征：**面色发红，烦躁哭闹，指纹深紫，舌红苔燥，便秘时间长。**
按摩手法：**在基本按摩手法基础上加按以下穴位。**

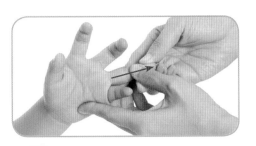

1 **清肺经：**用拇指指腹从孩子无名指指根推向指尖，推200次。

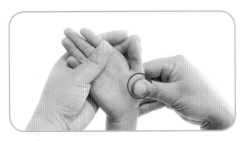

2 **清胃经：**用拇指指腹自孩子掌根推至拇指根部，推100~300次。

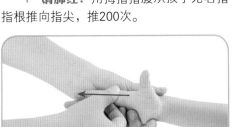

3 **清大肠经：**用拇指指腹由虎口推至食指指尖，推300次。

4 **揉板门：**用拇指指面揉孩子手掌大鱼际100~300次。

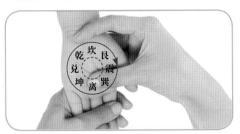

5 **运内八卦：**内八卦在掌中，以掌心为圆心，从圆心至中指指根横纹约2/3处为半径所做圆周。用拇指指端自乾宫起至兑宫止，旋转摩擦200次。

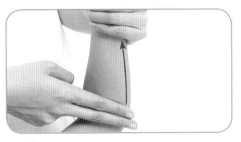

6 **推六腑：**六腑在前臂尺侧，用食指、中指指腹自孩子肘弯推至腕横纹，推100次。

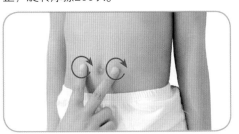

7 **揉天枢：**天枢在脐中旁开2寸，用食指和中指指端揉100~200次。

阴虚型的按摩手法

体质特征：手足较热，夜间睡觉时容易出汗，食欲减退。最大的特点是发热时间多见于午后。

按摩手法：在基本按摩手法基础上加按以下穴位。

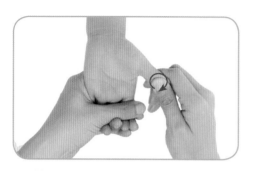

1 补脾经：用拇指指腹旋推孩子拇指罗纹面200次。

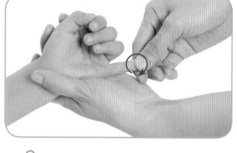

2 补肾经：用拇指指腹旋推孩子小指末节罗纹面200次。

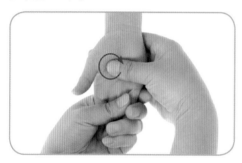

3 揉内劳宫：内劳宫在掌心，握拳时中指、无名指指尖所在之处中点。用一手拇指指腹按压在内劳宫上，以顺时针方向揉按100次。

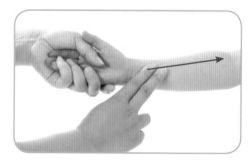

4 清天河水：天河水在前臂掌侧正中，用食指和中指指面自孩子腕推向肘，推100~500次。

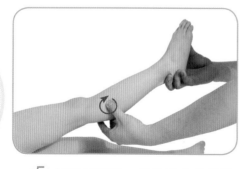

5 按揉足三里：足三里在外膝眼下3寸，胫骨旁开1寸。用拇指指腹揉50~100次。

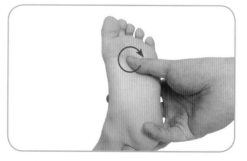

6 按揉涌泉：涌泉在脚掌前1/3与中1/3交界处的凹陷中，用拇指指腹按揉200次。

发

热

56

肺 炎

　　肺炎是小儿常见病，也是严重危及小儿健康甚至生命的疾病。肺炎四季皆可见，尤以冬春季常见。中医认为，引起小儿肺炎的原因主要是由于感受风邪，邪气闭肺；邪热炽盛，热邪闭肺所致。症状表现为不同程度的发热、咳嗽、呼吸急促、呼吸困难和肺部有罗音等。治疗原则以清肺化痰为主。

小儿肺炎的基本按摩手法

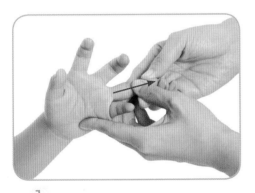

1 清肺经： 用拇指指腹从孩子无名指指根推向指尖，推200次。

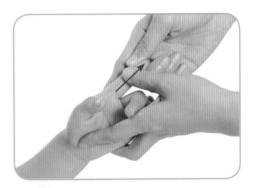

2 清肝经： 用拇指指腹从孩子食指指根直推至指尖，推200次。

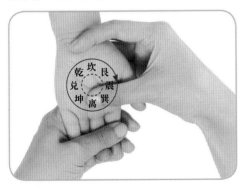

3 运内八卦： 内八卦在掌中，以掌心为圆心，从圆心至中指指根横纹约2/3处为半径所做圆周。用拇指指端自乾宫起至兑宫止，旋转摩擦200次。

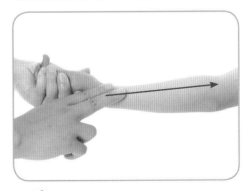

4 推三关： 三关在前臂靠拇指一侧，用食指和中指指腹从孩子腕推向肘，推100~300次。

57

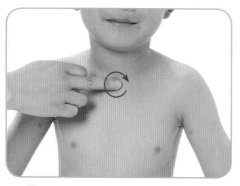

5 **揉天突：**天突在前正中线上，胸骨切迹上缘正中凹陷中，以中指指腹揉1~3分钟。

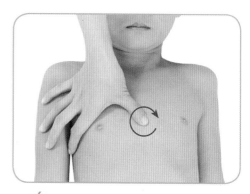

6 **揉膻中：**膻中在胸部，前正中线上，两乳头连线的中点，用拇指指端按揉100次。

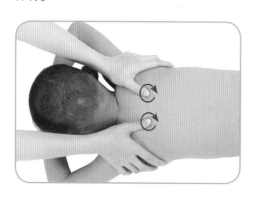

7 **揉肺俞：**肺俞在第3胸椎棘突下，旁开1.5寸。用双手拇指指端揉50~100次。

痰热型的按摩手法

体质特征：咳嗽痰黄且黏、高热面红、呼吸气粗、舌红苔黄腻。
按摩手法：在基本按摩手法基础上加按以下穴位。

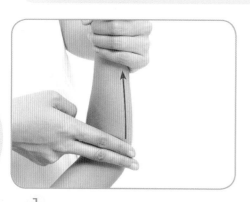

1 **推六腑：**六腑在前臂尺侧，用食指、中指指腹自孩子肘弯推至腕横纹，推200次。

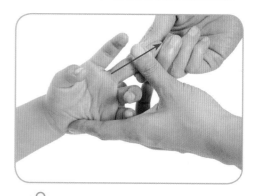

2 **清心经：**用拇指指腹从孩子中指指根推向指尖，推200次。

肺
炎

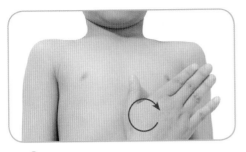

3 **揉中脘**：中脘在上腹部，前正中线上，脐上4寸，用掌根按揉100~300次。

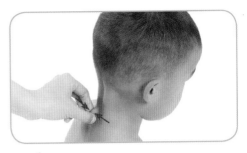

4 **捏挤大椎**：大椎在第7颈椎下凹陷中，用拇指、食指相对捏挤大椎穴20次。

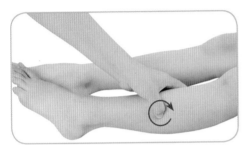

5 **按揉丰隆**：丰隆在外踝尖上8寸，胫骨外侧1.5寸，胫腓骨之间。用拇指指端揉20~40次。

风热侵犯型的按摩手法

体质特征：痰黏稠、色白量少、发热怕冷、胸肋隐隐作痛、舌苔薄黄。
按摩手法：在基本按摩手法基础上加按以下穴位。

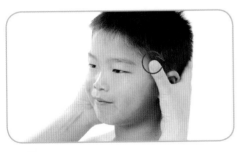

1 **揉太阳**：眉梢与目外眦之间，向后约1寸凹陷处。用双手拇指指端揉30~50次。

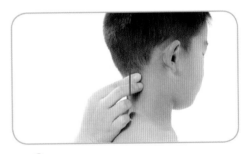

2 **拿风池**：风池在项部，枕骨之下，与风府相平，胸锁乳突肌与斜方肌之间凹陷中。用拇指、食指和中指指腹相对用力，提拿风池5~10下。

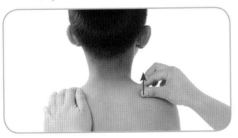

3 **拿肩井**：肩井在肩上，当大椎与肩峰端连线的中点上。用拇指与食指、中指对称用力提拿3~5次。

咳 嗽

中医认为，当风、寒、暑、湿、燥、火等外邪侵袭人体的时候，就会引起人体肺、脾、肾三脏功能失调，孩子抵抗力薄弱，呼吸道血管丰富、支气管黏膜娇嫩，易发生炎症。咳嗽一年四季都可发生，但以冬春季节最为多见。治疗应以宣肺理气、健脾化痰为主。

小儿咳嗽的基本按摩手法

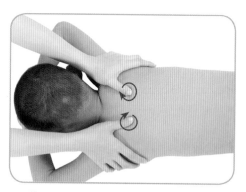

1 揉肺俞： 肺俞在第3胸椎棘突下，旁开1.5寸。用双手拇指指端揉50~100次。

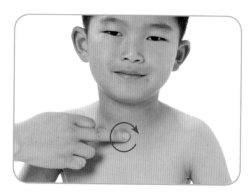

2 揉天突： 天突在前正中线上，胸骨切迹上缘正中凹陷中，以中指指腹揉1~3分钟。

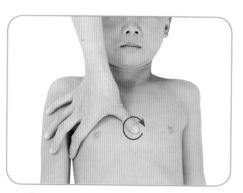

3 揉膻中： 膻中在胸部，前正中线上，两乳头连线的中点，用拇指指端按揉100次。

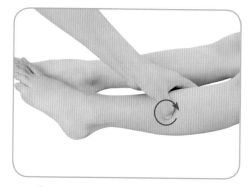

4 按揉丰隆： 丰隆在外踝尖上8寸，胫骨外侧1.5寸，胫腓骨之间。用拇指指端揉20~40次。

体质特征：**嗓子疼、痰黄、发热、出汗、舌苔薄黄。**
按摩手法：**在基本按摩手法基础上加按以下穴位。**

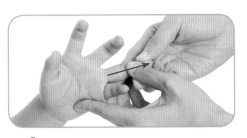

1 **清肺经**：用拇指指腹从孩子无名指指根推向指尖，推200次。

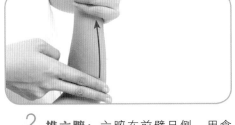

2 **推六腑**：六腑在前臂尺侧，用食指、中指指腹自孩子肘弯推至腕横纹，推200次。

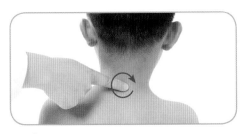

3 **揉大椎**：大椎在第7颈椎下凹陷中，用食指指腹顺时针揉，揉100次。

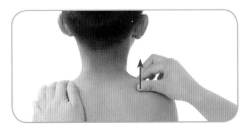

4 **拿肩井**：肩井在肩上，当大椎与肩峰端连线的中点上。用拇指与食指、中指对称用力提拿3~5次。

风寒型的按摩手法

体质特征：**发热怕冷、无汗、痰稀色白。**
按摩手法：**在基本按摩手法基础上加按以下穴位。**

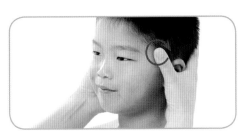

1 **揉太阳**：眉梢与目外眦之间，向后约1寸凹陷处。用双手拇指指端揉30~50次。

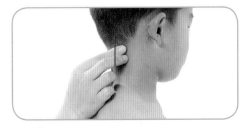

2 **拿风池**：风池在项部，枕骨之下，与风府相平，胸锁乳突肌与斜方肌之间凹陷中。用拇指、食指和中指相对用力，提拿风池10下。

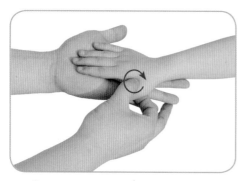

3 **揉合谷**：在虎口，第一、二掌骨间凹陷处，以拇指指端揉200次。

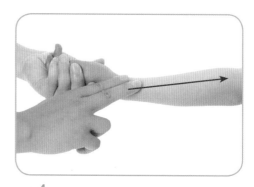

4 **推三关**：三关在前臂靠拇指一侧，用食指和中指指腹从孩子腕推向肘，推100~300次。

干咳型的按摩手法

体质特征：**干咳少痰。**
按摩手法：**在基本按摩手法基础上加按以下穴位。**

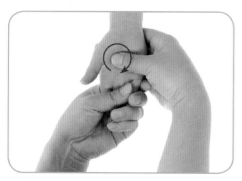

1 **揉内劳宫**：内劳宫在掌心，握拳时中指和无名指指尖所在之处中点。用一手拇指指腹按压在内劳宫上，以顺时针方向揉按50次。

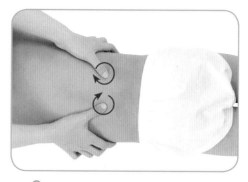

2 **揉肾俞**：肾俞在第2腰椎棘突下，旁开1.5寸，用双手拇指指端揉50~100次。

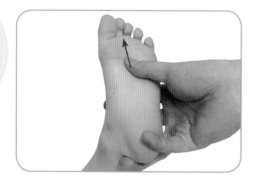

3 **推涌泉**：涌泉在脚掌前1/3与中1/3交界处的凹陷中，用拇指指腹自下向上推200次。

咳
嗽

体质特征：痰白且量多。
按摩手法：在基本按摩手法基础上加按以下穴位。

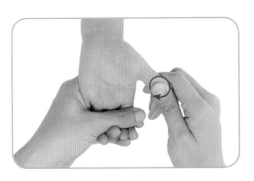

1 **补脾经：** 用拇指指腹旋推孩子拇指罗纹面200次。

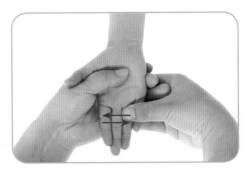

2 **推四横纹：** 掌面食指、中指、无名指、小指第一指间关节横纹处。孩子四指并拢，按摩者用拇指指腹在穴位上横向来回直推，来回推50次。

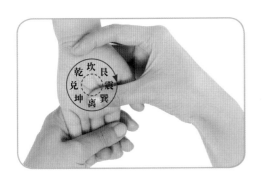

3 **运内八卦：** 内八卦在掌中，以掌心为圆心，从圆心至中指指根横纹约2/3处为半径所做圆周。用拇指指端自乾宫起至兑宫止，旋转摩擦200次。

健康小偏方

●姜汤洗浴：适用于风寒咳嗽，取生姜20克~30克，切碎，煎汤取浓汁，放入热水中给孩子洗浴。洗浴后要擦干，注意保暖，让孩子微微发汗。

●补骨脂膏贴脐：适用于阴虚燥咳，补骨脂研成细末，掺在黑膏药中，贴在肚脐上。

●五倍子膏贴脐：适用于肺虚久咳，五倍子研成细末，掺在黑膏药中，贴在肚脐上。

●苍黄香囊：适用于痰湿咳嗽和风寒咳嗽，雄黄、苍术各6克，细辛、干姜各5克，白芷9克，石菖蒲15克，研成细末，装在布袋中，佩戴于胸前，可使用一个月。

百日咳

百日咳即顿咳，是由百日咳杆菌引起的急性呼吸道传染病。临床以阵发性、痉挛性咳嗽，咳毕有特殊鸡鸣样吸气性吼声为特征，是小儿时期常见的呼吸道传染病之一。

本病一年四季均可发病，主要发生于冬春季节，以5岁以下小儿为多见。中医认为，本病是由外感时邪毒侵犯肺部，肺气失宣而发病。治疗应以清热润肺为主。

小儿百日咳的基本按摩手法

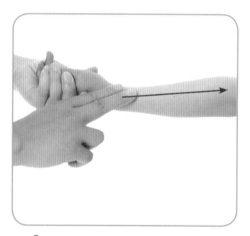

1 推三关： 三关在前臂靠拇指一侧，用食指和中指指腹从孩子腕推向肘，推100~300次。

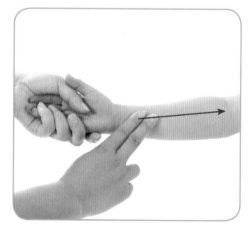

2 清天河水： 天河水在前臂掌侧正中，用食指和中指指面自孩子腕推向肘，推100~500次。

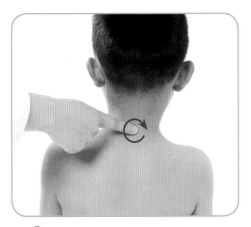

3 **揉大椎：**大椎在第7颈椎下凹陷中，用食指指腹顺时针揉1分钟。

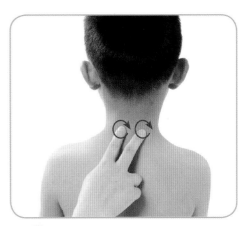

4 **揉定喘：**定喘穴在背部，第7颈椎棘突下，旁开0.5寸，左右各一穴。用食指和中指指腹按压在穴位上，顺时针揉动20~30次。

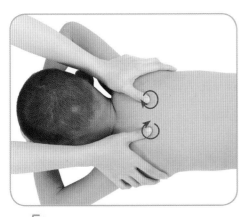

5 **揉肺俞：**肺俞在第3胸椎棘突下，旁开1.5寸。用双手拇指指端揉50~100次。

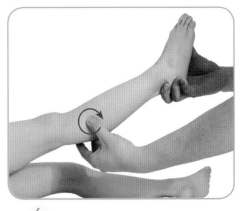

6 **按揉足三里：**足三里在外膝眼下3寸，胫骨旁开1寸。用拇指指腹揉50~100次。

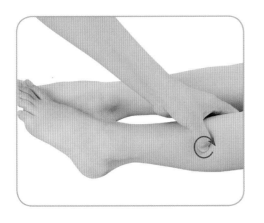

7 **按揉丰隆：**丰隆在外踝尖上8寸，胫骨外侧1.5寸，胫腓骨之间。用拇指指端揉20~40次。

风热型的按摩手法

体质特征： 咽喉发红、高热、面色发红。
按摩手法： 在基本按摩手法基础上加按以下穴位。

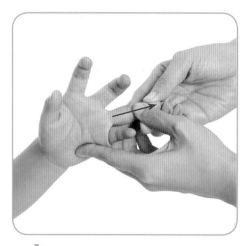

1 **清肺经：** 用拇指指腹从孩子无名指指根推向指尖，推200次。

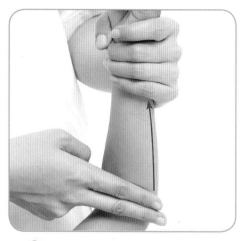

2 **推六腑：** 六腑在前臂靠小指一侧，用食指、中指指腹自孩子肘弯推至腕横纹，推500次。

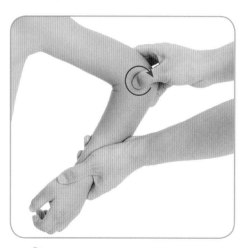

3 **按揉曲池：** 曲池在肘窝桡侧横纹头至肱骨外上髁中点。用拇指指端揉50~100次。

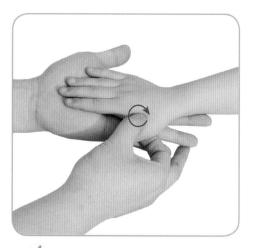

4 **揉合谷：** 合谷在虎口上，第一、二掌骨间凹陷处，以拇指指端揉200次。

百日咳

风寒型的按摩手法

体质特征：伴有头痛、怕冷发热、无汗等病状。
按摩手法：在基本按摩手法基础上加按以下穴位。

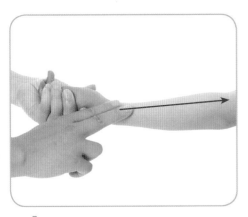

1 **推三关：**三关在前臂靠拇指一侧，用食指、中指指腹从孩子腕推向肘，推100~300次。

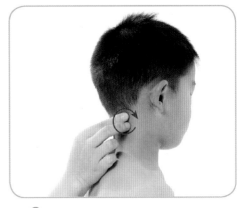

2 **拿风池：**风池在项部，枕骨之下，与风府相平，胸锁乳突肌与斜方肌之间凹陷中。用拇指、食指和中指相对用力，提拿风池10下。

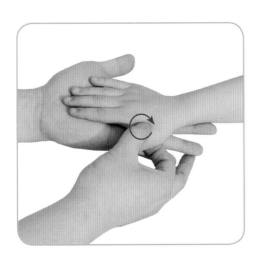

3 **揉合谷：**合谷在虎口上，第一、二掌骨间凹陷处，以拇指指端揉200次。

体质特征：痰黏稠且色黄、口鼻气热等。
按摩手法：在基本按摩手法基础上加按以下穴位。

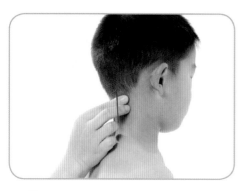

1 **拿风池：**用拇指、食指和中指相对用力，提拿风池5~10下。

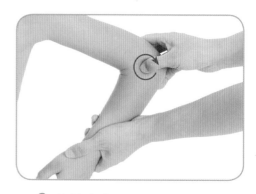

2 **按揉曲池：**曲池在肘窝桡侧横纹头至肱骨外上髁中点。用拇指指端揉50~100次。

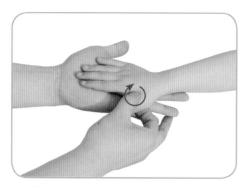

3 **揉合谷：**合谷在虎口上，第一、二掌骨间凹陷处，以拇指指端揉200次。

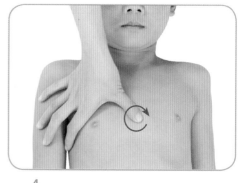

4 **揉膻中：**膻中在胸部，前正中线上，两乳头连线的中点，用拇指指端按揉100次。

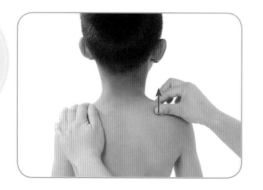

5 **拿肩井：**肩井在肩上，当大椎与肩峰端连线的中点上。用拇指与食指、中指对称用力提拿3~5次。

百日咳

脾肺气虚型的按摩手法

体质特征： 疲倦乏力、食欲不振、咳嗽无力等。
按摩手法： 在基本按摩手法基础上加按以下穴位。

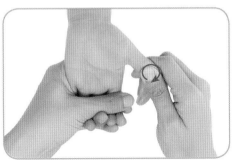

1 补脾经： 用拇指指腹旋推孩子拇指罗纹面200次。

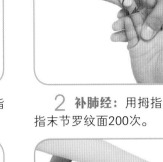

2 补肺经： 用拇指指腹旋推孩子无名指末节罗纹面200次。

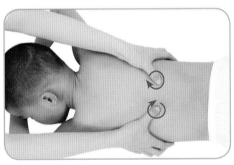

3 揉脾俞： 脾俞在第11胸椎棘突下，旁开1.5寸，用双手拇指指端揉50~100次。

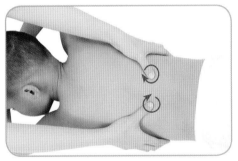

4 揉胃俞： 胃俞在第12胸椎棘突下，旁开1.5寸。用双手拇指指端揉50~100次。

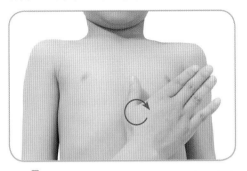

5 揉中脘： 中脘在上腹部，前正中线上，脐上4寸，用掌根按揉100~300次。

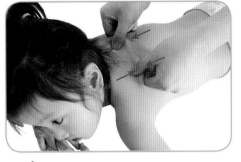

6 捏脊： 双手食指半屈，用食指中节靠拇指的侧面，抵在孩子的尾骨处，拇指与食指相对用力，沿脊柱两侧自龟尾向上边推边捏边放，一直推到大椎穴。每捏3下将背部皮肤提1下，捏3~5遍。

哮 喘

哮喘是一年四季都有可能出现的疾病，尤其当寒冷季节气候急剧变化时发病更多。儿童哮喘大多在3岁以内发病，男女比例2:1。一般治疗调护得当，随着年龄增长，可逐渐痊愈。但如果治疗不当，可反复发作，导致终身患病。治疗应以清热解毒，补气行气为主。

小儿哮喘的基本按摩手法

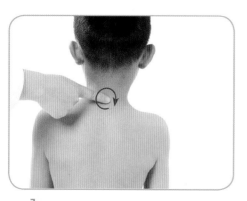

1 揉大椎： 大椎在第7颈椎下凹陷中，用食指指腹顺时针揉1分钟。

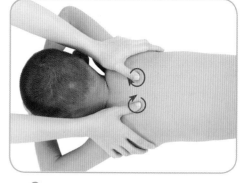

2 揉肺俞： 肺俞在第3胸椎棘突下，旁开1.5寸。用双手拇指指端揉50~100次。

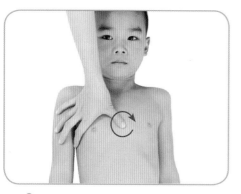

3 揉膻中： 膻中在胸部，前正中线上，两乳头连线的中点，用拇指指端揉100次。

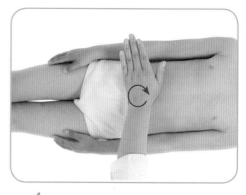

4 揉脐： 用掌心顺时针揉肚脐200次。

热喘型的按摩手法

体质特征：咳痰黄稠、小便发黄、便秘、发热面红、舌红苔黄，喜欢喝冷饮。
按摩手法：在基本按摩手法基础上加按以下穴位。

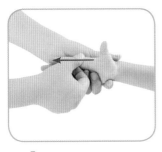 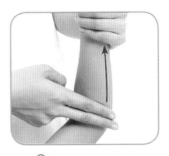 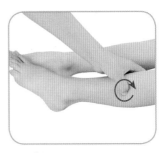

1 **清大肠：**用拇指指腹由虎口推至食指指尖，推300次。

2 **推六腑：**六腑在前臂靠小指一侧，用食指和中指指腹自孩子肘弯推至腕横纹，推500次。

3 **按揉丰隆：**丰隆在外踝尖上8寸，胫骨外侧1.5寸，胫腓骨之间。用拇指指端揉20~40次。

寒喘型的按摩手法

体质特征：咳痰稀白、面色苍白、小便颜色清、怕冷，喜欢喝热饮等。
按摩手法：在基本按摩手法基础上加按以下穴位。

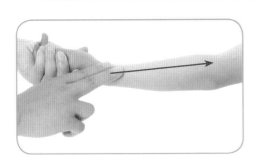 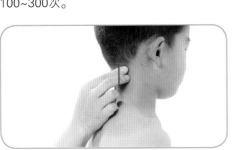

1 **推三关：**三关在前臂靠拇指一侧，用食指、中指指腹从孩子腕推向肘，推100~300次。

2 **揉合谷：**在虎口，第一、二掌骨间凹陷处，以拇指指端揉200次。

3 **拿风池：**风池在项部，枕骨之下，与风府相平，胸锁乳突肌与斜方肌之间凹陷中。用拇指、食指和中指相对用力，提拿风池5~10下。

体质特征：**病情易反复发作，表现为咳痰无力、气短声低、口唇发紫等。一旦活动，症状会更加严重。**

按摩手法：**在基本按摩手法基础上加按以下穴位。**

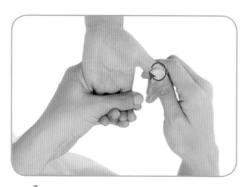

1 **补脾经：**用拇指指腹旋推孩子拇指罗纹面200次。

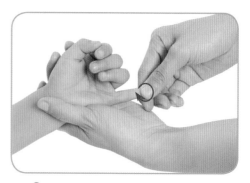

2 **补肾经：**用拇指指腹旋推孩子小指末节罗纹面200次。

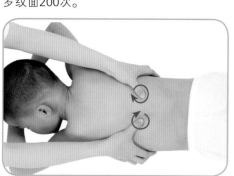

3 **揉脾俞：**脾俞在第11胸椎棘突下，旁开1.5寸，用双手拇指指端揉50~100次。

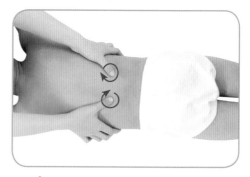

4 **揉肾俞：**肾俞在第2腰椎棘突下，旁开1.5寸，用双手拇指指端揉50~100次。

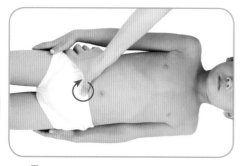

5 **按揉关元：**关元在下腹部，前正中线上，脐下3寸。用拇指指端揉按100~200次。

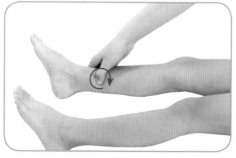

6 **按揉三阴交：**三阴交在内踝尖直上3寸，胫骨后缘凹陷中。用拇指指端按3~5次，揉20~30次。

哮喘

扁桃体炎

扁桃体是咽部的"大门"，它能吞噬及消灭病原微生物，对进入呼吸道的空气有过滤作用，对人体十分重要。小儿得了扁桃体炎常表现为高热、发冷、呕吐、咽痛等。扁桃体反复发炎会影响小儿的体质。按摩治疗应以滋阴清热利咽、活血、散结、消肿为主。

小儿扁桃体炎的基本按摩手法

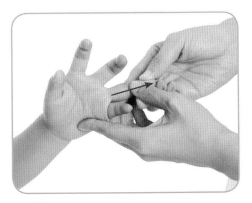

1 清肺经：用拇指指腹从孩子无名指指根推向指尖，推200次。

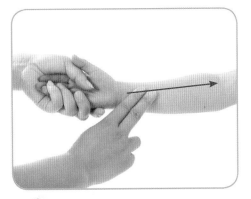

2 清天河水：天河水在前臂掌侧正中，用食指和中指指面自孩子腕推向肘，推100~500次。

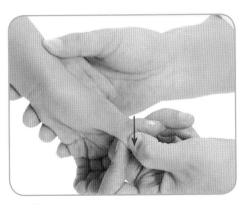

3 掐少商：少商位于拇指指甲外侧，以拇指指甲掐5~10次。

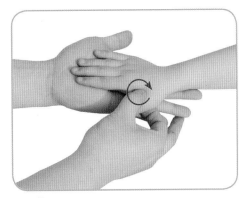

4 揉合谷：合谷在虎口上，第一、二掌骨间凹陷处，以拇指指端揉200次。

体质特征： 口渴高热、嗓子疼、咳痰黄稠、口臭便秘、舌红苔黄。
按摩手法： 在基本按摩手法基础上加按以下穴位。

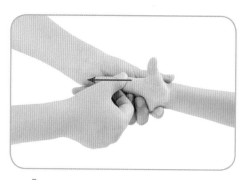

1 清大肠经： 用拇指指腹由虎口推至食指指尖，推300次。

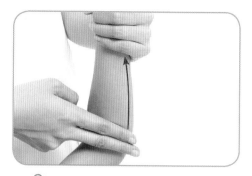

2 推六腑： 六腑在前臂靠小指一侧，用食指和中指指腹自孩子肘弯推至腕横纹，推300次。

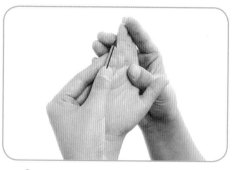

3 清小肠经： 用拇指指腹沿小指外侧缘自指根向指尖直线推动200次。

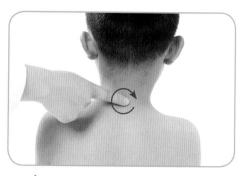

4 揉大椎： 大椎在第7颈椎下凹陷中，用食指指腹顺时针揉1分钟。

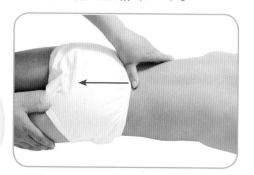

5 下推七节骨： 七节骨在第4腰椎至尾椎骨端（长强穴）成一直线，用拇指腹自上向下推，300次。

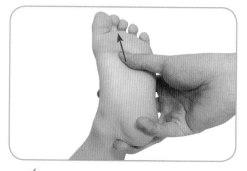

6 推涌泉： 涌泉在脚掌前1/3与中1/3交界处的凹陷中，用拇指指腹自下向上推，推200次。

扁桃体炎

体质特征：嗓子疼、难咽食、发热怕冷、鼻塞、头身疼痛、咳嗽有痰。

按摩手法：在基本按摩手法基础上加按以下穴位。

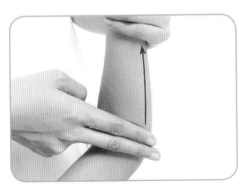

1 **推六腑：**六腑在前臂靠小指一侧，用食指和中指指腹自孩子肘弯推至腕横纹，推300次。

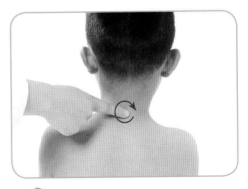

2 **揉大椎：**大椎在第7颈椎下凹陷中，用食指指腹顺时针揉3分钟。

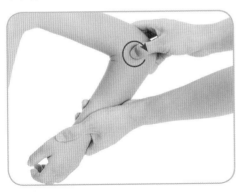

3 **按揉曲池：**曲池在肘窝桡侧横纹头至肱骨外上髁中点。用拇指指端揉100次。

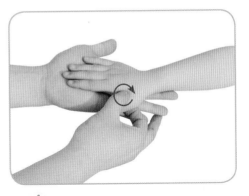

4 **揉合谷：**合谷在虎口上，第一、二掌骨间凹陷处，以拇指指端揉200次。

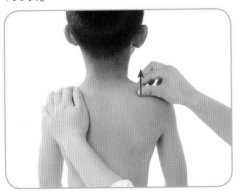

5 **拿肩井：**肩井在肩上，当大椎与肩峰端连线的中点上。用拇指与食指、中指对称用力提拿3~5次。

阴虚火旺型的按摩手法

体质特征：经常低热、轻微嗓子疼、干咳无痰、舌红苔少等。
按摩手法：在基本按摩手法基础上加按以下穴位。

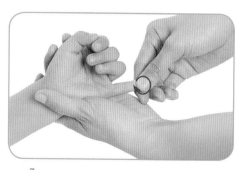

1 补肾经：用拇指指腹旋推孩子小指末节罗纹面200次。

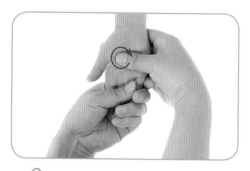

2 揉内劳宫：内劳宫在掌心，握拳时中指、无名指指尖所在之处中点。用一手拇指指腹按压在内劳宫上， 以顺时针方向揉按200次。

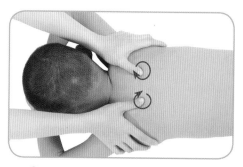

3 揉肺俞：肺俞在第3胸椎棘突下，旁开1.5寸。用双手拇指指端揉50~100次。

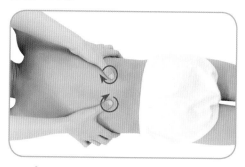

4 揉肾俞：肾俞在第2腰椎棘突下，旁开1.5寸，用双手拇指指端揉50~100次。

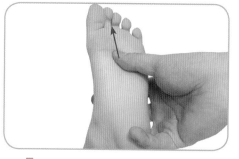

5 推涌泉：涌泉位于脚掌前1/3与中1/3交界处的凹陷中，以拇指指腹自下向上推，推200次。

Tips

患扁桃体炎的孩子应注意休息，保持口腔卫生，多喝开水。家长要注意不要在有孩子的室内抽烟，不要带孩子到影院、商场等人多密集的公共场所。

扁桃体炎

咽 炎

尽管咽炎并不是什么非常严重的疾病，但一旦患上却是非常不舒服的。年幼的孩子无法更直接地表达出来这种不舒服，再加上父母照顾得不够仔细，就很可能延误了咽炎的治疗而令病情加重。所以，如果发觉孩子最近经常哭闹并且声音嘶哑，口水比以前流得多，张开嘴后咽部充血红肿的话，就很可能是得了咽炎。按摩治疗以清肺热、补肾虚为主。

小儿咽炎的基本按摩手法

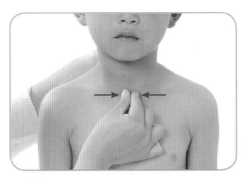

1 **挤捏天突**：天突在前正中线上，胸骨切迹上缘正中凹陷中，以拇指和食指相对挤捏30~50次，再用拇指指腹轻轻按揉1分钟。

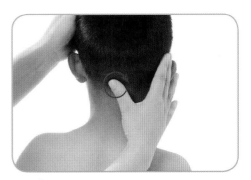

2 **按揉风府**：风府在项部，后发际正中直上1寸。用拇指指腹按在风府穴上，分别以顺时针、逆时针方向按揉，力度逐渐加重，揉50~100次。

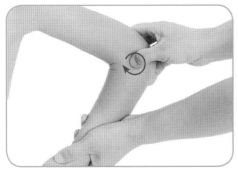

3 **按揉曲池**：曲池在肘窝桡侧横纹头至肱骨外上髁中点。用拇指指端揉50~100次。

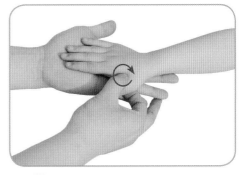

4 **揉合谷**：合谷在虎口上，第一、二掌骨间凹陷处，以拇指指端揉200次。

肺胃热盛型的按摩手法

体质特征：**吞咽食物困难、高热、眼部红肿热痛、咳嗽、想喝水、咳痰黄稠、小便黄、大便秘结、舌红苔黄。**

按摩手法：**在基本按摩手法基础上加按以下穴位。**

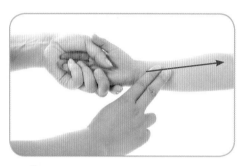

1 清天河水：天河水在前臂掌侧正中，用食指和中指指面自孩子腕推向肘，推100~500次。

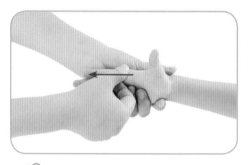

2 清大肠经：用拇指指腹由虎口推至食指指尖，推300次。

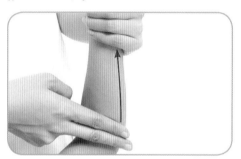

3 推六腑：六腑在前臂靠小指一侧，用食指、中指指腹自孩子肘弯推至腕横纹，推500次。

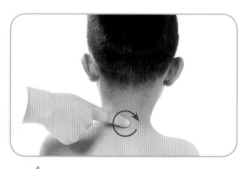

4 揉大椎：大椎在第7颈椎下凹陷中，用食指指腹顺时针揉，100次。

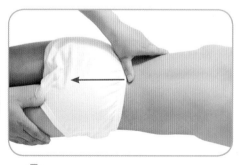

5 下推七节骨：七节骨在第4腰椎至尾椎骨端（长强穴）成一直线，用拇指指腹自上向下推，200次。

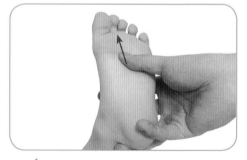

6 揉涌泉：涌泉在脚掌前1/3与中1/3交界处的凹陷中，用拇指指腹按揉200次。

咽炎

风热型的按摩手法

体质特征： 此类型咽炎的孩子一般具有嗓子痛、咽喉干涩、偶尔咳嗽、痰黏难咳等症状。

按摩手法： 在基本按摩手法基础上加按以下穴位。

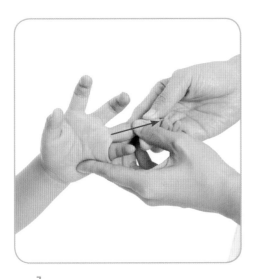

1 **清肺经：** 用拇指指腹从孩子无名指指根推向指尖，推200次。

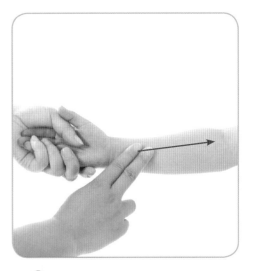

2 **清天河水：** 天河水在前臂掌侧正中，用食指和中指指面自孩子腕推向肘，推100~500次。

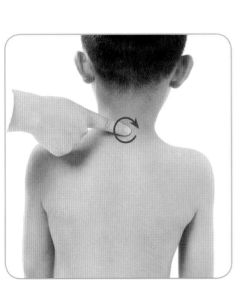

3 **揉大椎：** 大椎在第7颈椎下凹陷中，用食指指腹顺时针揉100次。

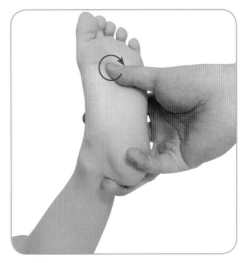

4 **揉涌泉：** 涌泉在脚掌前1/3与中1/3交界处的凹陷中，用拇指指腹顺时针揉200次。

体质特征：咽部灼热发痒、微痛、咳嗽、咳痰量少、气短乏力，严重的会出现耳鸣等症状。

按摩手法：在基本按摩手法基础上加按以下穴位。

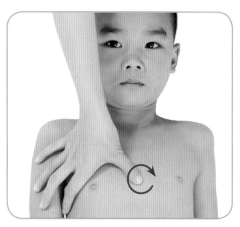

1 **揉膻中**：膻中在胸部，前正中线上，两乳头连线的中点，用拇指指端按揉100次。

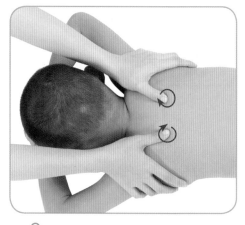

2 **揉肺俞**：肺俞在第3胸椎棘突下，旁开1.5寸。用双手拇指指端揉50~100次。

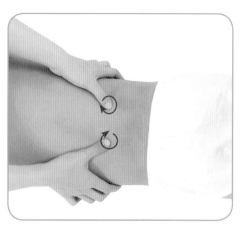

3 **揉肾俞**：肾俞在第2腰椎棘突下，旁开1.5寸，用双手拇指指端揉50~100次。

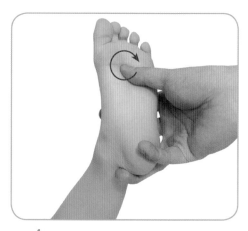

4 **揉涌泉**：涌泉在脚掌前1/3与中1/3交界处的凹陷中，用拇指指腹顺时针揉200次。

咽炎

慢性鼻炎

慢性鼻炎是小儿常见呼吸系统疾病。引起孩子慢性鼻炎的原因有很多，空气污染、通风不良、气温的突然变化、粉尘、烟雾等都是诱发慢性鼻炎的主要因素。如果孩子经常鼻塞，有时闻不到明显的味道，鼻涕较多，不运动时鼻子就不通畅，就很可能是得了慢性鼻炎，按摩治疗以通鼻窍、清肺散寒为主。

小儿慢性鼻炎的基本按摩手法

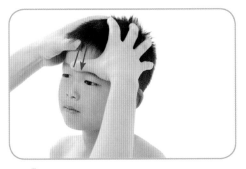

1 开天门：天门穴在两眉头连线中点至前发际成一直线，即额头的正中线。用两手拇指在额头正中线自下而上交替做直线推动，推30~50下。

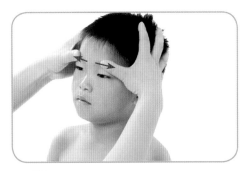

2 推坎宫：坎宫自眉头起，沿眉毛向眉梢成一横线。用双手拇指自眉心向眉梢方向推动，以眉心微微发红为度，推200次。

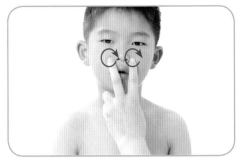

3 揉迎香：迎香位于鼻翼外缘旁开0.5寸，鼻唇沟凹陷中，用双手食指指腹按揉1分钟。

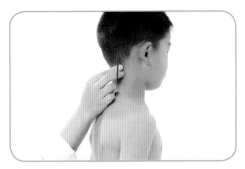

4 拿风池：风池在项部，枕骨之下，与风府相平，胸锁乳突肌与斜方肌之间凹陷中。用拇指、食指和中指相对用力，提拿风池5~10下。

风热侵犯型的按摩手法

体质特征：鼻涕颜色黄且稠、发热怕风、出汗口渴、偶尔咳嗽。
按摩手法：在基本按摩手法基础上加按以下穴位。

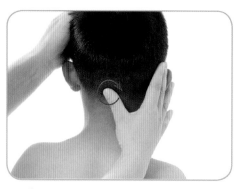

1 按揉风府：风府在项部，后发际正中直上1寸。用拇指指腹按在风府穴上，分别以顺时针、逆时针方向按揉，力度逐渐加重，揉50~100次。

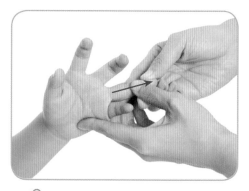

2 清肺经：用拇指指腹从孩子无名指指根推向指尖，推200次。

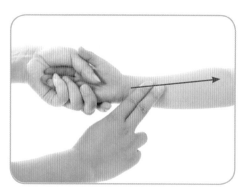

3 清天河水：天河水在前臂掌侧正中，用食指和中指指面自孩子腕推向肘，推100~500次。

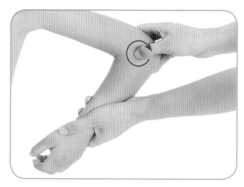

4 按揉曲池：曲池在肘窝桡侧横纹头至肱骨外上髁中点。用拇指指端揉50~100次。

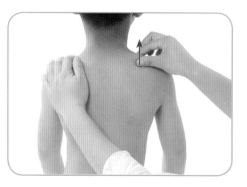

5 拿肩井：肩井在肩上，当大椎与肩峰端连线的中点上。用拇指与食指、中指对称用力提拿3~5次。

风寒侵袭型的按摩手法

体质特征：**怕冷发热、头身疼痛、鼻塞严重、鼻涕色白清稀等。**
按摩手法：**在基本按摩手法基础上加按以下穴位。**

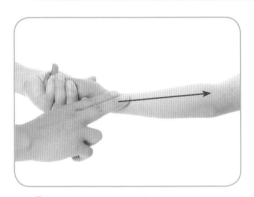

1 推三关： 三关在前臂靠拇指一侧，用食指和中指指腹从孩子腕推向肘，推100~300次。

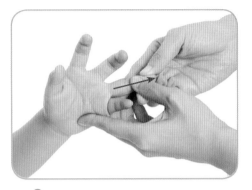

2 清肺经： 用拇指指腹从孩子无名指指根推向指尖，推200次。

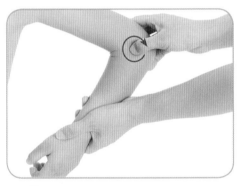

3 按揉曲池： 曲池在肘窝桡侧横纹头至肱骨外上髁中点。用拇指指端揉50~100次。

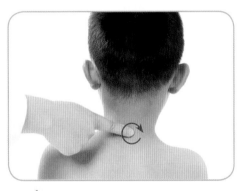

4 揉大椎： 大椎在第7颈椎下凹陷中，用食指指腹顺时针揉1分钟。

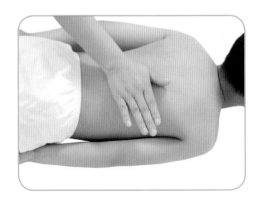

5 推脊柱： 以手掌直线推动脊柱两侧的肌肉组织，以透热为度。

积　滞

积滞是指小儿伤于乳食，积滞停留体内不消化而形成的一种脾胃病症，也是消化不良的一种表现。一年四季均可发病，夏秋季节发病率略高，任何年龄段儿童都可患此病，但以婴幼儿为多见。积滞在临床上主要表现为不思乳食、食而不化、呕吐腐酸乳食、大便不调、腹部胀满、形体瘦弱等。按摩治疗以调节脾胃、补充气血为主，兼顾清热除烦。

小儿积滞的基本按摩手法

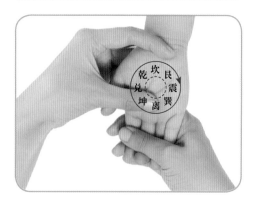

1 **运内八卦：** 内八卦在掌中，以掌心为圆心，从圆心至中指指根横纹约2/3处为半径所做圆周。用拇指指端自乾宫起至兑宫止，旋转摩擦200次。

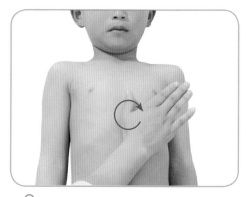

2 **揉中脘：** 中脘在上腹部，前正中线上，脐上4寸，用掌根按揉100~300次。

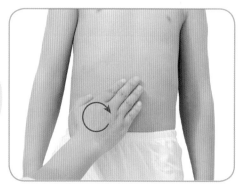

3 **摩腹：** 用食指、中指和无名指指腹顺时针摩动腹部100~200次。

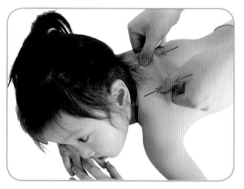

4 **捏脊：** 自尾骨至大椎，沿脊柱两侧提捏肌肉3~5遍。

积滞

五心烦热型的按摩手法

体质特征：**烦躁不安、眼睛发红、爱流眼泪、手脚潮热、睡着后出汗。**
按摩手法：**在基本按摩手法基础上加按以下穴位。**

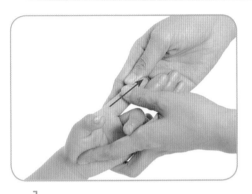

1 **清肝经：**用拇指指腹从孩子食指指根直推至指尖，推200次。

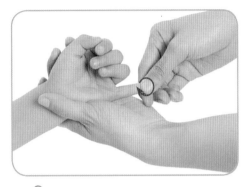

2 **补肾经：**用拇指指腹旋推孩子小指末节罗纹面200次。

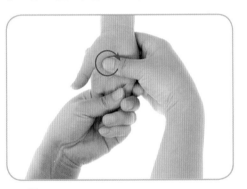

3 **揉内劳宫：**内劳宫在掌心，握拳时中指、无名指指尖所在之处中点。用一手拇指指腹按压在内劳宫上，以顺时针方向揉按200次。

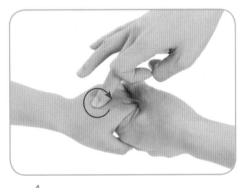

4 **揉外劳宫：**外劳宫在掌背正中两骨中间凹处，与内劳宫穴相对，以中指指腹揉100次。

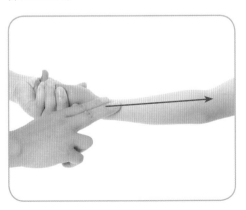

5 **推三关：**三关在前臂靠拇指一侧，用食指、中指指腹从孩子腕推向肘，推100~300次。

咳嗽痰喘型的按摩手法

体质特征：不思饮食、食而不化，伴咳嗽痰喘。
按摩手法：在基本按摩手法基础上加按以下穴位。

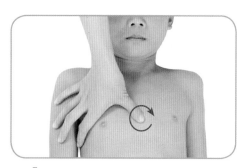

1 揉膻中：膻中在胸部，前正中线上，两乳头连线的中点，用拇指指端按揉100次。

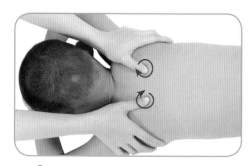

2 揉肺俞：肺俞在第3胸椎棘突下，旁开1.5寸。用双手拇指指端揉 50~100次。

便秘型的按摩手法

体质特征：脘腹胀满、烦闹啼哭、小便黄或如米泔、大便气味臭秽。
按摩手法：在基本按摩手法基础上加按以下穴位。

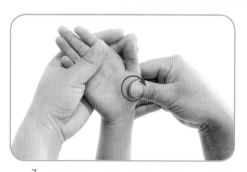

1 揉板门：用拇指指面揉孩子手掌大鱼际100~300次。

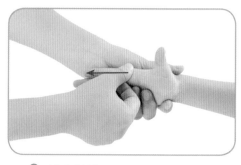

2 清大肠经：用拇指指腹由虎口推至食指指尖，推300次。

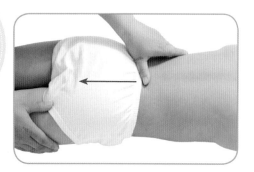

3 下推七节骨：七节骨在第4腰椎至尾椎骨端（长强穴）成一直线，用拇指指腹自上向下推，推200次。

小儿积滞合并肠炎的按摩手法

体质特征：吃得少、经常腹泻、面黄肌瘦、弱不禁风。
按摩手法：在基本按摩手法基础上加按以下穴位。

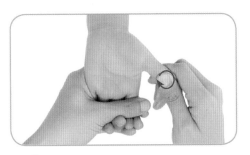

1 补脾经：脾经在拇指末节罗纹面上。一手托住孩子手，用另一手拇指指腹旋推孩子拇指罗纹面，推200次。

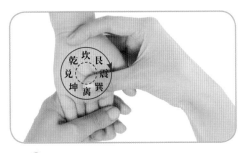

2 运内八卦：内八卦在掌中，以掌心为圆心，从圆心至中指指根横纹约2/3处为半径所做圆周。用拇指指端自乾宫起至兑宫止，旋转摩擦200次。

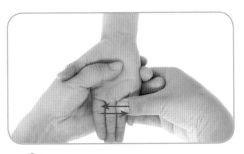

3 推四横纹：掌面食指、中指、无名指、小指第一指间关节横纹处。孩子四指并拢，按摩者用拇指指腹在穴位上横向来回直推，来回推50遍。也有用三棱针点刺、放血以改善积滞，效果也很好。

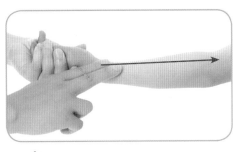

4 推三关：三关在前臂靠拇指一侧，用食指、中指指腹从孩子腕推向肘，推100~300次。

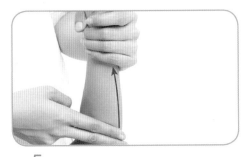

5 推六腑：六腑在前臂靠小指一侧，用食指、中指指腹自孩子肘弯推至腕横纹，推100次。

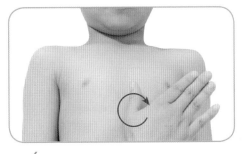

6 揉中脘：中脘在上腹部，前正中线上，脐上4寸，用掌根按揉100~300次。

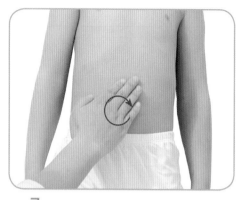

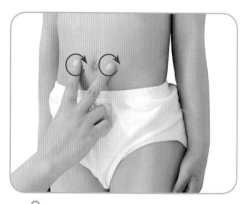

7 **摩腹**：用食指、中指和无名指指腹顺时针摩动腹部100~200次。

8 **按揉天枢**：天枢在脐中旁开2寸，用食指和中指指端揉100~200次。

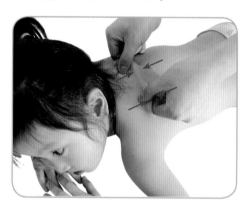

9 **捏脊**：双手食指半屈，用食指中节靠拇指的侧面，抵在孩子的尾骨处，拇指与食指相对用力，沿脊柱两侧自龟尾向上边推边捏边放，一直推到大椎穴。每捏3下将背部皮肤提1下，捏3~5遍。

健康小偏方

●山楂羹：适用于乳食内积，取鲜山楂200克，去核，加水熬煮至稠烂，加适量白糖调味即成。每次3克，每日2次。

●粟米糖水：适用于脾胃虚弱，将粟米锅巴焙干，研成细末，用红糖水冲服，每次2克，每日2次。

积滞

盗 汗

　　安静状态下，全身或局部无故出汗过多，中医学称为盗汗。汗为气血津液所化生，由人体阳气蒸化而来，如果由于先天或后天的原因导致表卫阳气不足，津液外泄，就会出现多汗。小儿为纯阳之体，经常有盗汗，日久耗伤气阴，导致腠理启闭失常，就会多汗。此外，饮食调护不当，也会引起小儿多汗。治疗原则以清肝利湿为主。

小儿盗汗的基本按摩手法

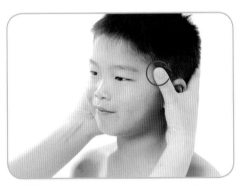

1 **揉太阳：** 眉梢与目外眦之间，向后约1寸凹陷处。用双手拇指指端揉30~50次。

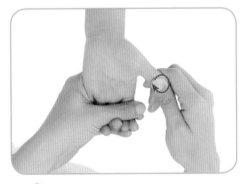

2 **补脾经：** 用拇指指腹旋推孩子拇指罗纹面200次。

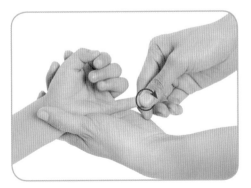

3 **补肾经：** 用拇指指腹旋推孩子小指末节罗纹面200次。

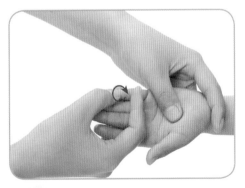

4 **揉肾顶：** 肾顶在小指顶端。一手托住孩子手掌，掌心向上，用另一只手拇指的指端以顺时针方向按揉小指顶端，揉300次。

阴阳失调型的按摩手法

体质特征：身体虚弱，如果在白天过度活动，晚上入睡后则多汗，一旦从沉睡中醒来，就会停止流汗。

按摩手法：在基本按摩手法基础上加按以下穴位。

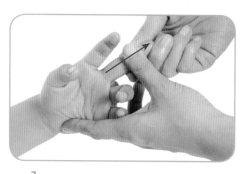

1 **清心经：**用拇指指腹从孩子中指指尖推向指根，推200次。

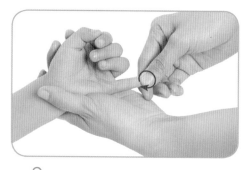

2 **补肾经：**用拇指指腹旋推孩子小指末节罗纹面200次。

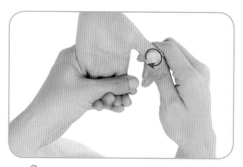

3 **补脾经：**用拇指指腹旋推孩子拇指罗纹面200次。

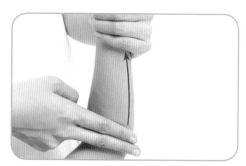

4 **推六腑：**六腑在前臂靠小指一侧，用食指和中指指腹自孩子肘弯推至腕横纹，推100次。

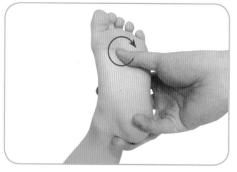

5 **揉涌泉：**涌泉位于脚掌前1/3与中1/3交界处的凹陷中，用拇指指腹揉200次。

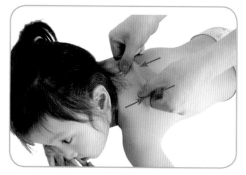

6 **捏脊：**自尾骨至大椎，沿脊柱两侧提捏肌肉，反复提捏3~5遍。

汗症

阴虚火旺型的按摩手法

体质特征： 睡时容易出汗，醒则汗止、夜里还会做噩梦、手脚心热、舌头发红等。

按摩手法： 在基本按摩手法基础上加按以下穴位。

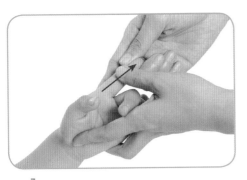

1 清肝经： 用拇指指腹从孩子食指指根直推至指尖，推200次。

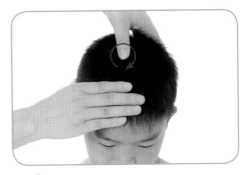

2 按揉百会： 百会在头顶正中线与两耳尖连线的交会处，后发际正中直上7寸。用拇指指腹按揉1分钟。

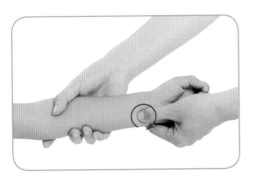

3 按揉神门： 神门在腕部，在小指对应的腕横纹凹陷处。用拇指指端按揉200次。

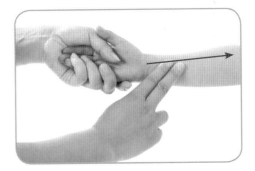

4 清天河水： 天河水在前臂掌侧正中，用食指和中指指面自孩子腕推向肘，推100~500次。

Tips

小儿生机旺盛，腠理不密，所以比成人容易出汗，尤其是头部，如果在天气炎热、剧烈活动或情绪激动时出汗，而没有其他异常，并不属于病态，不要过度治疗。

腹 泻

　　腹泻是指大便次数增多，粪质稀薄，甚至如水样的一种病症。腹泻是小儿常见病，多见于6个月至2岁的婴幼儿，一年四季均可发病，但以夏秋季多见。轻微的腹泻痊愈较快，但如果腹泻症状重，病程长，则耗伤小儿津液，导致疳病，甚至慢惊风。中医认为，小儿腹泻分为积泻、惊泻、伤泻、冷泻、热泻等多种证型，主要病因为内伤乳食、感受外邪和脾胃虚弱。治疗原则以温中、清热、健脾为主。

小儿腹泻的基本按摩手法

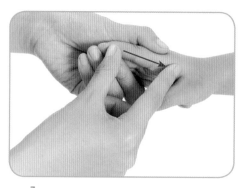

1 **补大肠经**：大肠经在食指外侧缘末节，用拇指指腹由食指指尖推至虎口，推200次。

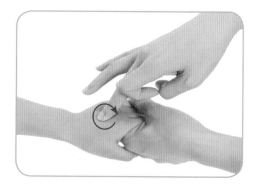

2 **揉外劳宫**：外劳宫在掌背正中两骨中间凹处，与内劳宫穴相对，以中指指腹揉1分钟。

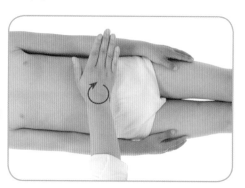

3 **揉脐**：用掌根顺时针揉肚脐200次。

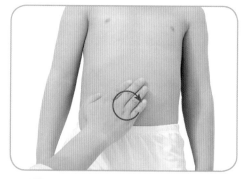

4 **摩腹**：用食指、中指和无名指指腹顺时针摩动腹部100~200次。

腹
泻

湿热泻型的按摩手法

体质特征：湿热腹泻最大的特征是一感到腹痛则立即要腹泻，身热、肛门灼热、口渴、尿少色黄、苔黄腻等。

按摩手法：在基本按摩手法基础上加按以下穴位。

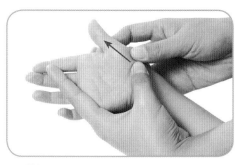

1 **清胃经：**用拇指指腹自孩子掌根推至拇指根部，推100~300次。

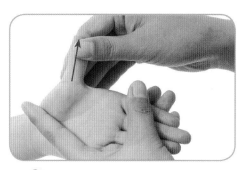

2 **清脾经：**用拇指指腹从孩子拇指指根推向指尖，推200次。

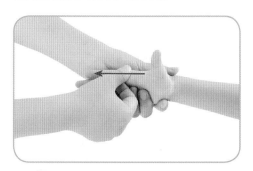

3 **清大肠经：**用拇指指腹由虎口推至食指指尖，推300次。

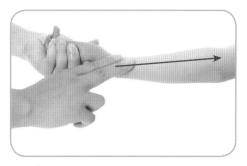

4 **推三关：**三关在前臂靠拇指一侧，用食指、中指指腹从孩子腕推向肘，推100~300次。

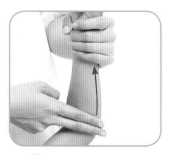

5 **推六腑：**六腑在前臂靠小指一侧，用食指、中指指腹自孩子肘弯推至腕横纹，推100次。

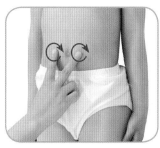

6 **按揉天枢：**天枢在脐中旁开2寸，用食指和中指指端揉100~200次。

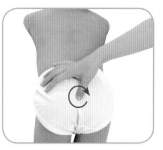

7 **揉龟尾：**龟尾在尾骨端下0.5寸，当尾骨端与肛门连线的中点处。用拇指指端揉100次。

寒湿泻型的按摩手法

体质特征：**大便清稀多沫、色淡不臭、小便色清，伴有肠鸣腹痛、面色淡白、舌苔白腻。**

按摩手法：**在基本按摩手法基础上加按以下穴位。**

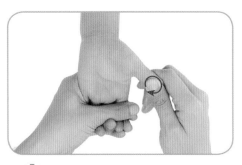

1 **补脾经：**用拇指指腹旋推孩子拇指罗纹面200次。

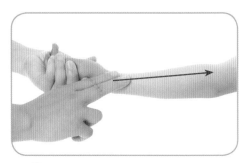

2 **推三关：**三关在前臂靠拇指一侧，用食指、中指指腹从孩子腕推向肘，推100~300次。

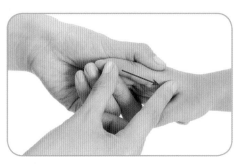

3 **补大肠经：**大肠经在食指外侧缘末节，用拇指指腹由指尖直推至虎口，推100次。

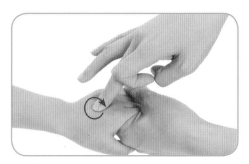

4 **揉外劳宫：**外劳宫在掌背正中两骨中间凹处，与内劳宫穴相对，以中指指腹揉1分钟。

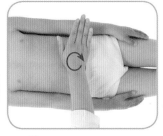

5 **揉脐：**用手掌顺时针揉肚脐200次。

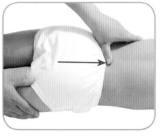

6 **上推七节骨：**七节骨在第4腰椎至尾椎骨端（长强穴）成一直线，用拇指指腹自下向上推200次。

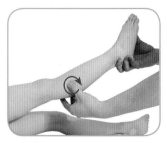

7 **按揉足三里：**足三里在外膝眼下3寸，胫骨旁开1寸。用拇指指腹揉50~100次。

腹泻

脾虚泻型的按摩手法

体质特征：面色苍白、食欲不振、大便稀，并且带有食物残渣等。
按摩手法：在基本按摩手法基础上加按以下穴位。

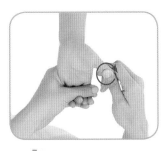

1 **补脾经：**用拇指指腹旋推孩子拇指罗纹面200次。

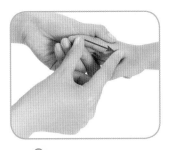

2 **补大肠经：**大肠经在食指外侧缘末节，用拇指指腹由指尖直推至虎口，推300次。

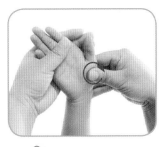

3 **揉板门：**用拇指指面揉孩子手掌大鱼际100~300次。

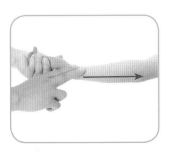

4 **推三关：**三关在前臂靠拇指一侧，用食指、中指指腹从孩子腕推向肘，推100~300次。

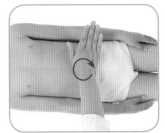

5 **揉脐：**用手掌顺时针揉肚脐200次。

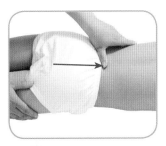

6 **上推七节骨：**七节骨在第4腰椎至尾椎骨端（长强穴）成一直线，用拇指指腹自下向上推，推100次。

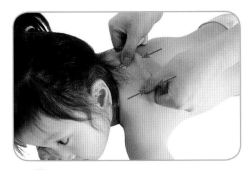

7 **捏脊：**自尾骨至大椎，沿脊柱两侧提捏肌肉，反复提捏3~5遍。

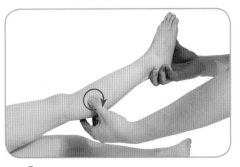

8 **按揉足三里：**足三里在外膝眼下3寸，胫骨旁开1寸。用拇指指腹揉50~100次。

伤食泻型的按摩手法

体质特征： 一般情况下，伤食腹泻是由于孩子本身脾胃虚再加上饮食不当造成的，具体表现为腹痛胀满，大便量多酸臭，口臭或伴有呕吐酸馊、舌苔垢腻等。

按摩手法： 在基本按摩手法基础上加按以下穴位。

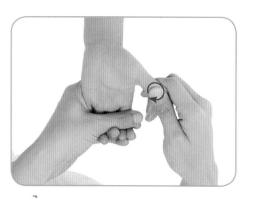

1 **补脾经：** 用拇指旋推孩子拇指罗纹面200次。

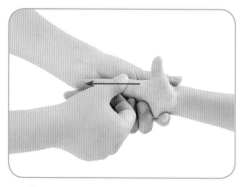

2 **清大肠经：** 用拇指指腹由虎口推至食指指尖，推300次。

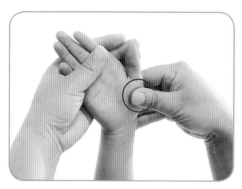

3 **揉板门：** 用拇指指面揉孩子手掌大鱼际100~300次。

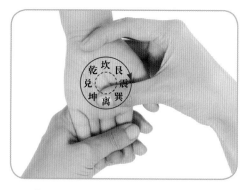

4 **运内八卦：** 内八卦在掌中，以掌心为圆心，从圆心至中指指根横纹约2/3处为半径所做圆周。用拇指指端自乾宫起至兑宫止，旋转摩擦200次。

腹泻

健康小偏方

薏米鸡金粥：薏米30克，鸡内金1个，粳米25克，共熬成粥，可健脾养胃，治疗腹泻。

痢　疾

痢疾是小儿较为常见的一种肠道传染病。临床以腹痛、发热、腹泻、里急后重、大便脓血为主要症状。中医认为是感受暑湿热邪或寒湿之邪所致，若感受时邪疫毒，则发病急剧，本病多见于夏秋季节。按摩治疗以泄热解毒、清热凉血为主。

小儿痢疾的基本按摩手法

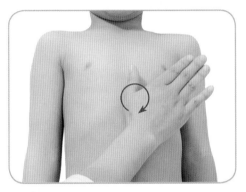

1 揉中脘：中脘在上腹部，前正中线上，脐上4寸，用掌根按揉100~300次。

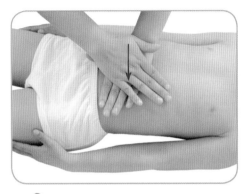

2 按压腹部：双掌相叠，掌心对准肚脐部位，轻轻按压并震颤1分钟，然后双掌突然提起，如此一按一松，反复操作5~10次。

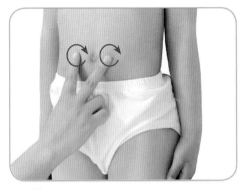

3 按揉天枢：天枢在脐中旁开2寸，用食指和中指指端揉100~200次。

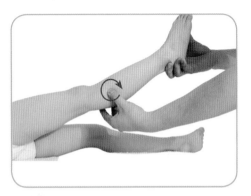

4 按揉足三里：足三里在外膝眼下3寸，胫骨旁开1寸。用拇指指腹揉50~100次。

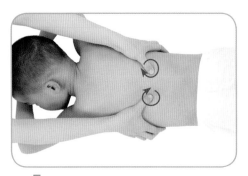

5 **揉脾俞**：脾俞在第11胸椎棘突下，旁开1.5寸，用双手拇指指端揉50~100次。

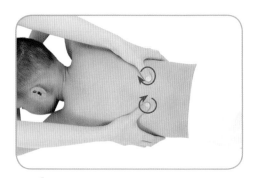

6 **揉胃俞**：胃俞在第12胸椎棘突下，旁开1.5寸，用双手拇指指端揉50~100次。

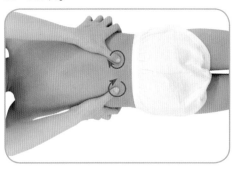

7 **揉大肠俞**：大肠俞在第4腰椎棘突下，旁开1.5寸，用双手拇指指端揉50~100次。

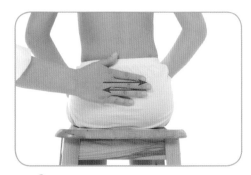

8 **直推背部**：用单掌以掌根从孩子腰骶部向上直推至背部，以透热为度。

寒湿型的按摩手法

体质特征：全身发寒、腹痛肠鸣、肢体酸痛、食欲不振。
按摩手法：在基本按摩手法基础上加按以下穴位。

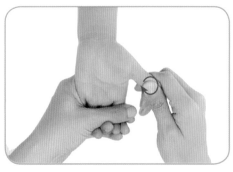

1 **补脾经**：用拇指指腹旋推孩子拇指罗纹面200次。

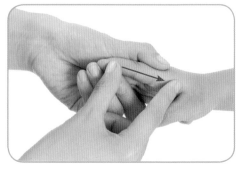

2 **补大肠经**：大肠经在食指外侧缘末节，用拇指指腹由指尖推至虎口，推100次。

痢疾

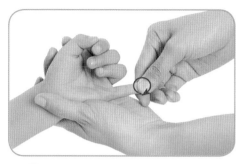

3 **补肾经：**用拇指指腹旋推孩子小指末节罗纹面200次。

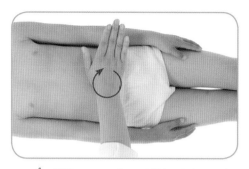

4 **揉脐：**用手掌顺时针揉肚脐200次。

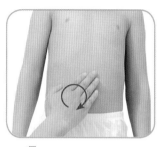

5 **摩腹：**用食指、中指和无名指指腹顺时针摩动腹部100~200次。

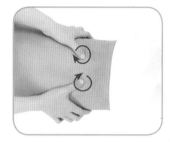

6 **揉肾俞：**肾俞在第2腰椎棘突下，旁开1.5寸，用双手拇指指端揉50~100次。

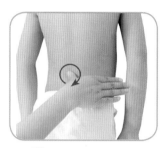

7 **按揉命门：**命门穴在第2腰椎与第3腰椎棘突之间。用拇指指腹按在穴位上，顺时针方向按揉50~100次。

湿热型的按摩手法

体质特征：腹部疼痛，大便次数增多，便脓血，发热，口渴但不想喝水，小便少且发黄，不想吃东西。

按摩手法：在基本按摩手法基础上加按以下穴位。

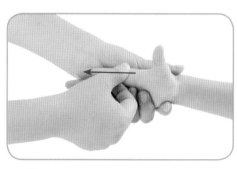

1 **清大肠经：**用拇指指腹由虎口推至食指指尖，推300次。

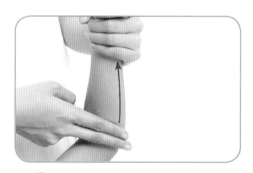

2 **推六腑：**六腑在前臂靠小指一侧，用食指、中指指腹自孩子肘弯推至腕横纹，推100次。

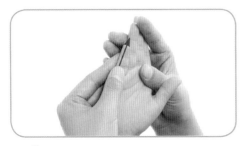

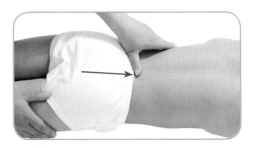

3 **清小肠经：**用拇指指腹沿小指外侧缘自指根向指尖直线推动200次。

4 **上推七节骨：**七节骨在第4腰椎至尾椎骨端（长强穴）成一直线，用拇指指腹自下向上推，300次。

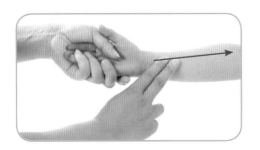

5 **清天河水：**痢疾并发高热者加推，天河水在前臂掌侧正中，用食指和中指指面自孩子腕推向肘，推100~500次。

噤口型的按摩手法

体质特征：吃不下东西，一旦吃东西就会感到恶心并伴有呕吐，同时大便次数增多，但量少、腹痛隐隐、舌淡苔腻。
按摩手法：在基本按摩手法基础上加按以下穴位。

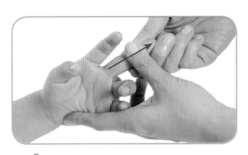

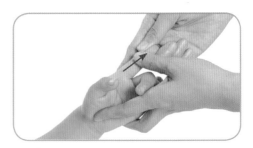

1 **清心经：**用拇指指腹从孩子中指指根推向指尖，推200次。

2 **清肝经：**用拇指指腹从孩子食指指根直推至指尖，推200次。

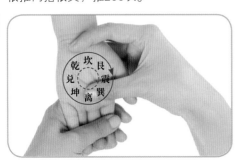

3 **运内八卦：**内八卦在掌中，以掌心为圆心，从圆心至中指指根横纹约2/3处为半径所做圆周。用拇指指端自乾宫起至兑宫止，旋转摩擦200次。

便 秘

便秘是指大便干燥坚硬、排便次数减少、间隔时间延长或大便排出困难的一种病症。中医认为婴幼儿便秘的发生，多由于气滞不行、气虚传导无力；或病后体虚，津液耗伤，肠道干涩等原因导致大肠传导功能失常，粪便在肠内停留太久，水分被吸收，从而粪质过于干燥、坚硬。治疗原则以健脾行气、清泄里热、导滞通便为主。

小儿便秘的基本按摩手法

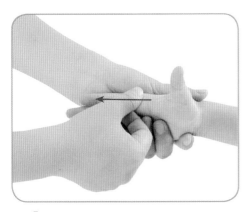

1 **清大肠经**：用拇指指腹由虎口推至食指指尖，推300次。

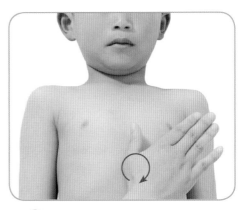

2 **揉中脘**：中脘在上腹部，前正中线上，脐上4寸，用掌根按揉100~300次。

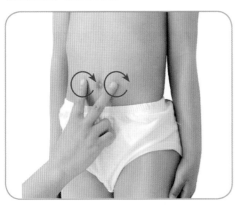

3 **按揉天枢**：天枢在脐中旁开2寸，用食指和中指指端揉100~200次。

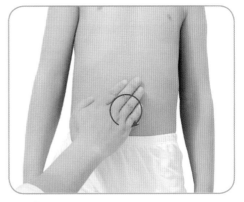

4 **摩腹**：用食指、中指和无名指指腹顺时针摩动腹部100~200次。

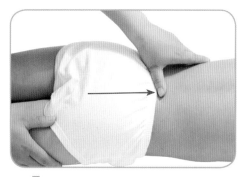

5 **上推七节骨**：七节骨在第4腰椎至尾椎骨端（长强穴）成一直线，用拇指指腹自下向上推，推200次。

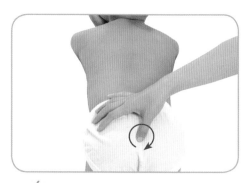

6 **揉龟尾**：龟尾在尾骨端下0.5寸，当尾骨端与肛门连线的中点处。用拇指指端揉100次。

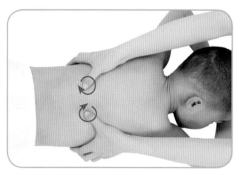

7 **揉脾俞**：脾俞在第11胸椎棘突下，旁开1.5寸，用双手拇指指端揉50~100次。

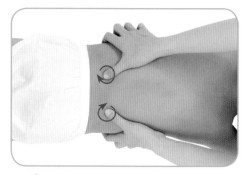

8 **揉大肠俞**：大肠俞在第4腰椎棘突下，旁开1.5寸，用双手拇指指端揉50~100次。

虚秘型的按摩手法

体质特征：气血虚，排便无力，伴有神疲乏力，面色苍白，唇色暗淡等。
按摩手法：在基本按摩手法基础上加按以下穴位。

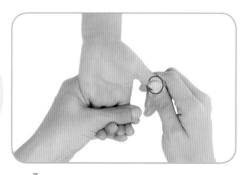

1 **补脾经**：用拇指指腹旋推孩子拇指罗纹面200次。

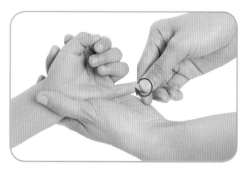

2 **补肾经**：用拇指指腹旋推孩子小指末节罗纹面200次。

便秘

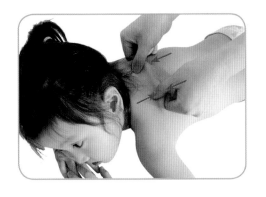

3 **捏脊**：自尾骨至大椎，沿脊柱两侧提捏肌肉，反复提捏3~5遍。

实秘型的按摩手法

体质特征： 大便干燥、口干口臭、面红身热、小便黄少、舌红苔黄。
按摩手法： 在基本按摩手法基础上加按以下穴位。

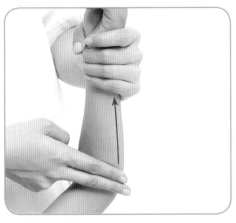

1 **推六腑**：六腑在前臂靠小指一侧，用食指、中指指腹自孩子肘弯推至腕横纹，推300次。

2 **推三关**：三关在前臂靠拇指一侧，用食指、中指指腹从孩子腕推向肘，推100~300次。

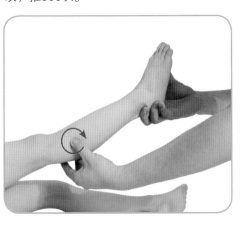

3 **按揉足三里**：足三里在外膝眼下3寸，胫骨旁开1寸。用拇指指腹揉50~100次。

遗 尿

　　小儿5岁以上如仍在睡眠过程中不自主排尿，称为遗尿。中医认为，遗尿主要与肾和膀胱的气化功能失调有关，也与脾、肺的宣散传输和肝的疏泄失常有关。小儿先天不足或体质较差，肾气不足或脾肺气虚、肝经湿热，都会造成膀胱失约而遗尿。治疗原则以补益肾气、提升阳气为主。

小儿遗尿的基本按摩手法

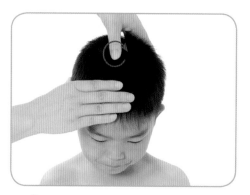

1 按揉百会：百会在头顶正中线与两耳尖连线的交会处，后发际正中直上7寸。用拇指指腹按揉1分钟。

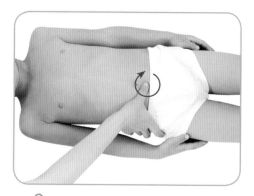

2 按揉气海：气海在下腹部，前正中线上，脐下1.5寸。用拇指指端揉按100~200次。

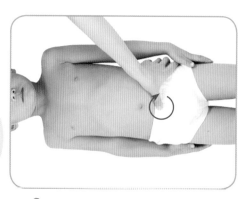

3 按揉关元：关元在下腹部，前正中线上，脐下3寸。用拇指指端揉按100~200次。

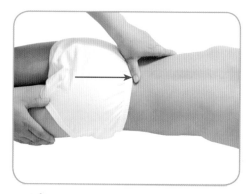

4 上推七节骨：七节骨在第4腰椎至尾椎骨端（长强穴）成一直线，用拇指指腹自下向上推，推300次。

遗
尿

104

体质特征：尿色黄、尿频而短涩、面色红赤、性情急躁等。
按摩手法：在基本按摩手法基础上加按以下穴位。

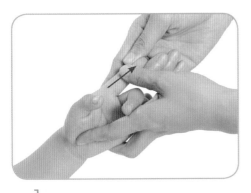

1 **清肝经：**用拇指指腹从孩子食指指根直推至指尖，推200次。

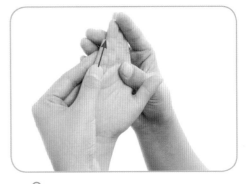

2 **清小肠经：**用拇指指腹沿小指外侧缘自指根向指尖直线推动200次。

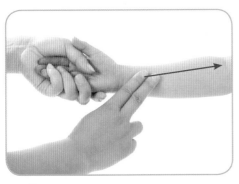

3 **清天河水：**天河水在前臂掌侧正中，用食指和中指指面自孩子腕推向肘，推100~500次。

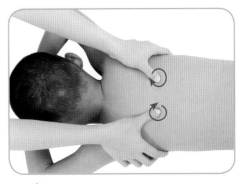

4 **揉心俞：**心俞在第5胸椎棘突下，旁开1.5寸，用双手拇指指端揉50~100次。

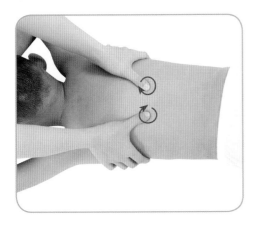

5 **揉肝俞：**肝俞在第9胸椎棘突下，旁开1.5寸，用双手拇指指端揉50~100次。

肾虚型的按摩手法

体质特征：尿床、表情呆板、反应迟钝、肢体怕寒、腰腿软弱无力、小便色清量多。

按摩手法：在基本按摩手法基础上加按以下穴位。

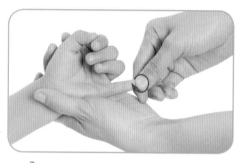

1 **补肾经：**用拇指指腹旋推孩子小指末节罗纹面200次。

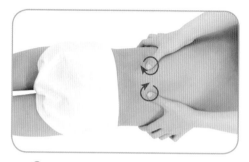

2 **揉肾俞：**肾俞在第2腰椎棘突下，旁开1.5寸，用双手拇指指端揉50~100次。

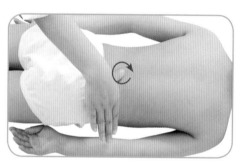

3 **按揉命门：**命门穴在第2腰椎与第3腰椎棘突之间。用拇指指腹按在穴位上，顺时针按揉50~100次。

脾肺气虚型的按摩手法

体质特征：精神疲倦、形体消瘦、大便清稀、食欲不振。

按摩手法：在基本按摩手法基础上加按以下穴位。

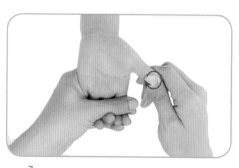

1 **补脾经：**用拇指指腹旋推孩子拇指罗纹面200次。

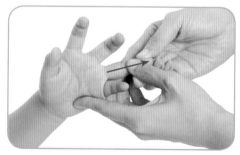

2 **清肺经：**用拇指指腹从孩子无名指指根推向指尖，推200次。

遗尿

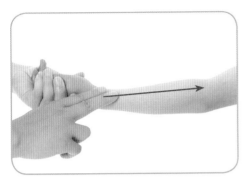

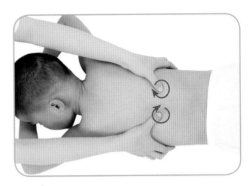

3 **推三关：** 三关在前臂靠拇指一侧，用食指、中指指腹从孩子腕推向肘，推100~300次。

4 **揉脾俞：** 脾俞在第11胸椎棘突下，旁开1.5寸，用双手拇指指端揉50~100次。

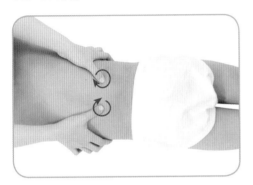

5 **揉肾俞：** 肾俞在第2腰椎棘突下，旁开1.5寸，用双手拇指指端揉50~100次。

Tips

　　遗尿的小儿多有较大的心理负担，害怕别人知道自己尿床，自卑感较强。患儿家长应该对孩子耐心教育引导，不应该责怪打骂孩子，应该让孩子消除怕羞、紧张的情绪，树立信心，消除顾虑。家长要注意孩子的身心健康。对于那些自尊心较强的患儿，家长应替孩子保密。

厌 食

在医学上，长期食欲不振，甚至拒食称厌食，孩子除食欲不振外，其他状况尚好，如果长期厌食，出现消瘦，就属于疳证的范畴了。

中医认为，小儿厌食是由于喂养不当或病后失调引起脾胃纳运功能失调所导致的。按摩治疗以健脾和胃为主。

小儿厌食的基本按摩手法

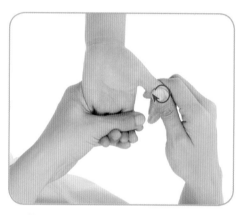

1 **补脾经：**用拇指指腹旋推孩子拇指罗纹面200次。

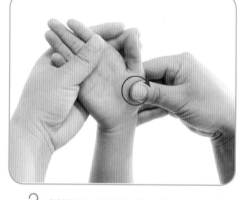

2 **揉板门：**用拇指指面揉孩子手掌大鱼际100~300次。

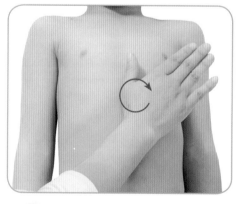

3 **揉中脘：**中脘在上腹部，前正中线上，脐上4寸，用掌根按揉100~300次。

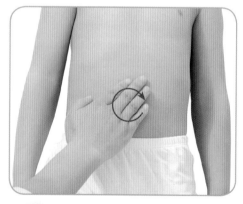

4 **摩腹：**用食指、中指和无名指指腹顺时针摩动腹部100~200次。

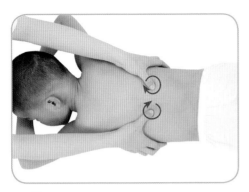

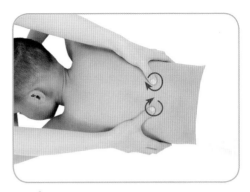

5 **揉脾俞**：脾俞在第11胸椎棘突下，旁开1.5寸，用双手拇指指端揉50~100次。

6 **揉胃俞**：胃俞在第12胸椎棘突下，旁开1.5寸，用双手拇指指端揉50~100次。

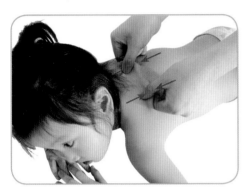

7 **捏脊**：双手食指半屈，用食指中节靠拇指的侧面，抵在孩子的尾骨处，拇指与食指相对用力，沿脊柱两侧自龟尾向上边推边捏边放，一直推到大椎穴。每捏3下将背部皮肤提1下，捏提3~5遍。

饮食不节型的按摩手法

体质特征：吃东西没有规律，喜欢吃过多肥厚油腻、难于消化的食物，肠胃积滞、便秘。

按摩手法：在基本按摩手法基础上加按以下穴位。

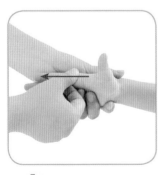

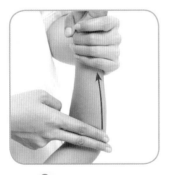

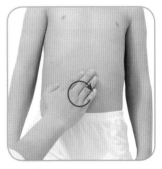

1 **清大肠经**：用拇指指腹由虎口推至食指指尖，推300次。

2 **推六腑**：六腑在前臂靠小指一侧，用食指、中指指腹自孩子肘弯推至腕横纹，推300次。

3 **摩腹**：用食指、中指和无名指指腹顺时针摩动腹部100~200次。

脾虚型的按摩手法

体质特征： 脾胃虚弱，贪吃过多寒凉食物，影响消化，严重的会发热和呕吐。
按摩手法： 在基本按摩手法基础上加按以下穴位。

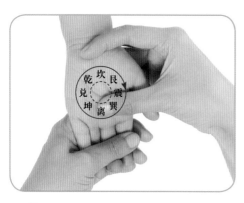

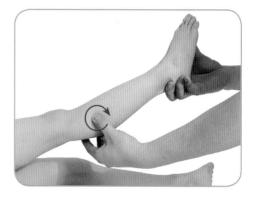

1 **运内八卦：** 内八卦在掌中，以掌心为圆心，从圆心至中指指根横纹约2/3处为半径所做圆周。用拇指指端自乾宫起至兑宫止，旋转摩擦200次。

2 **按揉足三里：** 足三里在外膝眼下3寸，胫骨旁开1寸。用拇指指腹揉50~100次。

中药贴敷改善小儿厌食

●将吴茱萸、白胡椒、白术各6克研成细末，用陈醋调和成膏状，敷在中脘、神阙穴上，外面用纱布固定。每日换药1次，连用5天为1个疗程。

●附子、桂枝、苍术各30克，干姜15克，白芥子20克。将所有药共研成细末，用黄酒调成膏状。睡前取1克~2克健胃膏贴敷在所选穴位。（中脘、天枢、足三里、阳陵泉、胃俞、脾俞，除中脘外，上述穴位左右两侧穴每日交替使用，中脘穴可酌情每日或隔日使用）。

小儿厌食食疗方

●鸡内金粥：取鸡内金3~5克，用小火炒至金黄色，研为细末；另取适量粳米煮粥，煮好后加入鸡内金末，加适量白糖调味，连服5天。

厌
食

腹 胀

腹胀是由于胃肠道内存在过量的气体，以腹部胀大、皮色苍黄，甚至脉络暴露、腹皮绷急如鼓为特征，其主要病因是脾胃损伤，气滞而致脘腹胀满；情志不舒畅，肝气郁结，气机失调；湿热蕴结，使脾胃升降功能失调。此外，由于孩子多食冷饮或衣被少薄，感受风寒也易引起腹胀。按摩治疗以宽胸利膈、行滞消食为主。

小儿腹胀的基本按摩手法

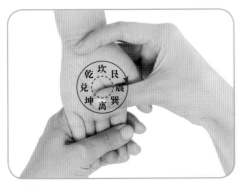

1 **运内八卦**：内八卦在掌中，以掌心为圆心，从圆心至中指指根横纹约2/3处为半径所做圆周。用拇指指端自乾宫起至兑宫止，旋转摩擦200次。

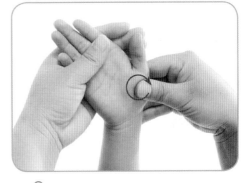

2 **揉板门**：用拇指指面揉孩子手掌大鱼际100~300次。

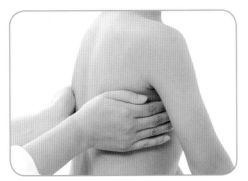

3 **推擦胁肋**：用手掌从孩子两侧腋下搓摩至天枢穴50~100次。

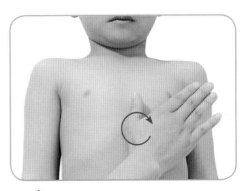

4 **揉中脘**：中脘在上腹部，前正中线上，脐上4寸，用掌根按揉100~300次。

痰阻型的按摩手法

体质特征： 咳嗽吐痰、身体乏力、痰黏稠等。
按摩手法： 在基本按摩手法基础上加按以下穴位。

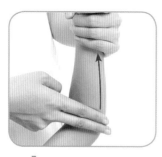 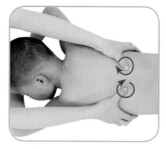 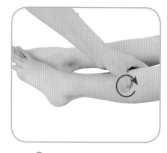

1 推六腑： 六腑在前臂靠小指一侧，用食指、中指指腹自孩子肘弯推至腕横纹，推300次。

2 揉脾俞： 脾俞在第11胸椎棘突下，旁开1.5寸，用双手拇指指端揉50~100次。

3 按揉丰隆： 丰隆在外踝尖上8寸，胫骨外侧1.5寸，胫腓骨之间。用拇指指端揉20~40次。

食积型的按摩手法

体质特征： 呕吐、大便不通、腹痛、舌苔厚腻。
按摩手法： 在基本按摩手法基础上加按以下穴位。

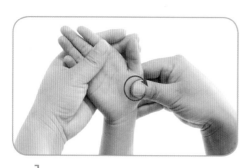 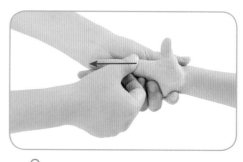

1 揉板门： 用拇指指面揉孩子手掌大鱼际100~300次。

2 清大肠经： 用拇指指腹由虎口推至食指指尖，推200次。

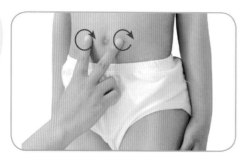

3 按揉天枢： 天枢在脐中旁开2寸，用食指和中指指端揉100~200次。

腹胀

体质特征：手脚冰凉、怕冷喜暖、食欲不振。
按摩手法：在基本按摩手法基础上加按以下穴位。

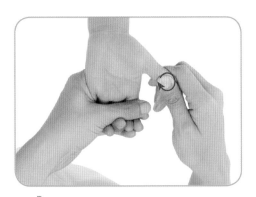

1 **补脾经：**用拇指指腹旋推孩子拇指罗纹面200次。

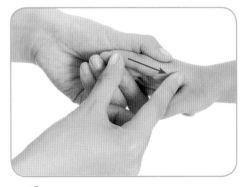

2 **补大肠经：**用拇指指腹由指尖推至虎口，推100次。

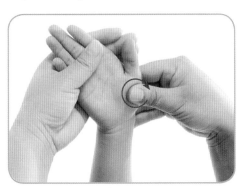

3 **揉板门：**用拇指指面揉孩子手掌大鱼际100~300次。

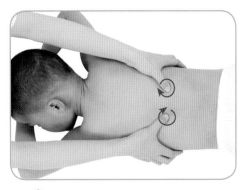

4 **揉脾俞：**脾俞在第11胸椎棘突下，旁开1.5寸，用双手拇指指端揉50~100次。

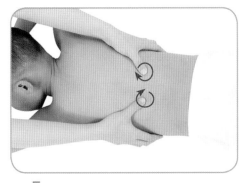

5 **揉胃俞：**胃俞在第12胸椎棘突下，旁开1.5寸，用双手拇指指端揉50~100次。

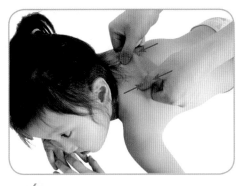

6 **捏脊：**自尾骨至大椎，沿脊柱两侧提捏肌肉，反复提捏3~5遍。

肥 胖

　　肥胖症最常见于婴儿期、学龄前期以及青春期。通常情况下，得了肥胖症的孩子食欲非常好，喜欢吃一些油腻的食物，不喜欢吃蔬菜等清淡食物。再加上不爱活动、劳逸不当从而导致脾胃虚弱，脂肪长期积于体内不宜消解，致使肥胖久久不能消减。父母需要经常给孩子做做有利于疏通其"排泄管道"的按摩来帮助他减肥。

小儿肥胖的基本按摩手法

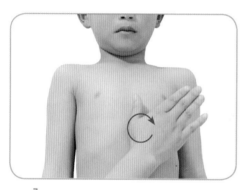

1 揉中脘：中脘在上腹部，前正中线上，脐上4寸，用掌根按揉100~300次。

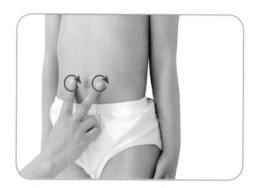

2 按揉天枢：天枢在脐中旁开2寸，用食指和中指指端揉100~200次。

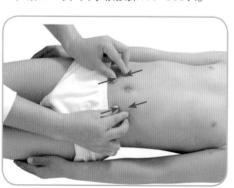

3 拿肚角：用双手大拇指、食指、中指稍用力，同时提拿肚脐两侧两部位的肌肉组织，拿起时可加捻压动作，放下时动作应缓慢，反复操作10~20次。

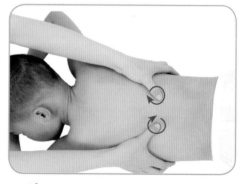

4 揉脾俞：脾俞在第11胸椎棘突下，旁开1.5寸，用双手拇指指端揉50~100次。

肥胖

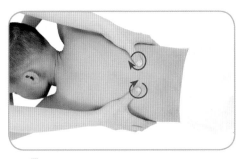

5 **揉胃俞**：胃俞在第12胸椎棘突下，旁开1.5寸，用双手拇指指端揉50~100次。

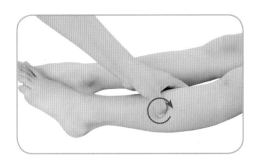

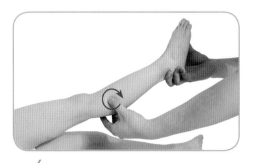

6 **按揉足三里**：足三里在外膝眼下3寸，胫骨旁开1寸。用拇指指腹揉50~100次。

7 **按揉丰隆**：丰隆在外踝尖上8寸，胫骨外侧1.5寸，胫腓骨之间。用拇指指端揉20~40次。

便秘型的按摩手法

体质特征：便秘是此类型肥胖孩子的最大体质特征。

按摩手法：在基本按摩手法基础上加按以下穴位。

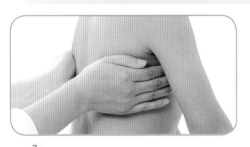

1 **搓摩胁肋**：用手掌从孩子两侧腋下搓摩至天枢穴30~50下。

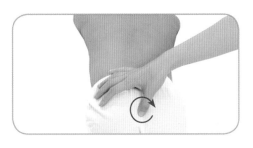

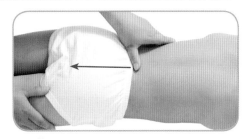

2 **下推七节骨**：七节骨在第4腰椎至尾椎骨端（长强穴）成一直线，用拇指指腹自上向下推，300次。

3 **揉龟尾**：龟尾在尾骨端下0.5寸，当尾骨端与肛门连线的中点处。用拇指指端揉100次。

气短乏力型的按摩手法

体质特征： 此类型肥胖的孩子很容易感到身体乏力并气短。
按摩手法： 在基本按摩手法基础上加按以下穴位。

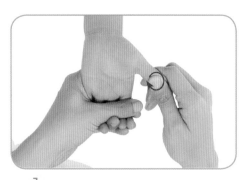

1 补脾经： 用拇指指腹旋推孩子拇指罗纹面200次。

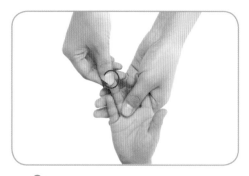

2 补肺经： 用拇指指腹旋推孩子无名指末节罗纹面200次。

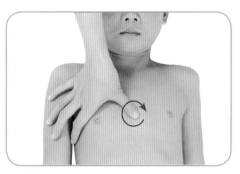

3 揉膻中： 膻中在胸部，前正中线上，两乳头连线的中点，用拇指指端按揉100次。

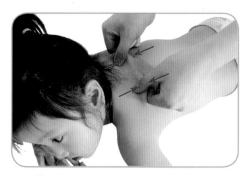

4 捏脊： 双手食指半屈，用食指中节靠拇指的侧面，抵在孩子的尾骨处，拇指与食指相对用力，沿脊柱两侧自龟尾向上边推边捏边放，一直推到大椎穴。每捏3下将背部皮肤提1下，反复捏提5遍。

肥胖

腹 痛

孩子腹痛是比较常见的病症之一，但引起腹痛的原因却比较复杂。饮食不规律、不卫生、着凉、虫积，甚至心情不佳都会引起孩子腹痛。另外，如果孩子天生属于阳虚体质，也会经常感到腹痛。所以父母一定要辨别清楚孩子腹痛的原因再进行适当的治疗。

小儿腹痛的基本按摩手法

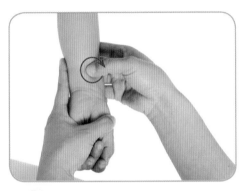

1 **按揉内关**：内关穴在腕横纹正中直上2横指，两筋之间。一手握住孩子的手腕，用另一只手拇指指端揉50~100次。

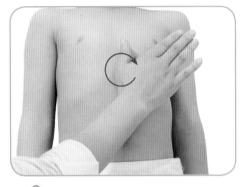

2 **揉中脘**：中脘在上腹部，前正中线上，脐上4寸，用掌根按揉100~300次。

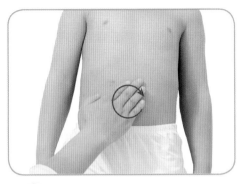

3 **摩腹**：用食指、中指和无名指指腹顺时针摩动腹部100~200次。

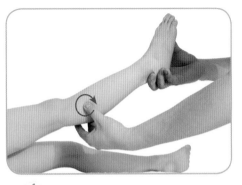

4 **按揉足三里**：足三里在外膝眼下3寸，胫骨旁开1寸。用拇指指腹揉50~100次。

体质特征：**腹痛隐隐不止、腹部怕冷喜暖、手脚冰凉、形体消瘦。**
按摩手法：**在基本按摩手法基础上加按以下穴位。**

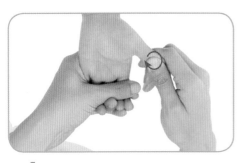

1 **补脾经：**用拇指指腹旋推孩子拇指罗纹面200次。

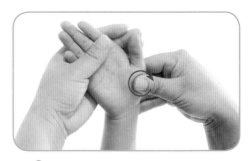

2 **揉板门：**用拇指指面揉孩子手掌大鱼际100~300次。

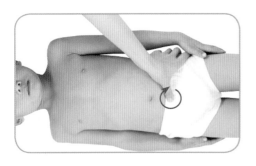

3 **按揉关元：**关元在下腹部，前正中线上，脐下3寸。用拇指指端揉按100~200次。

体质特征：**腹痛剧烈、面色苍白、手脚冰凉、大便稀薄、小便清澈。**
按摩手法：**在基本按摩手法基础上加按以下穴位。**

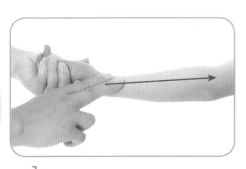

1 **推三关：**三关在前臂靠拇指一侧，用食指、中指指腹从孩子腕推向肘，推100~300次。

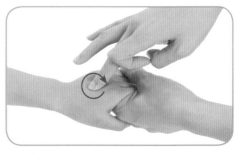

2 **揉外劳宫：**外劳宫在掌背正中两骨中间凹处，与内劳宫穴相对，以中指指腹揉1分钟。

腹痛

虫积型的按摩手法

体质特征： 有病症的孩子的肚脐周围感到疼痛，食欲不差但是身体消瘦、睡觉时咬牙。化验可见蛔虫卵。

按摩手法： 除了给孩子吃驱虫药和基本按摩手法外加按以下穴位。

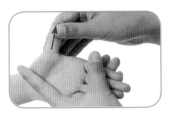 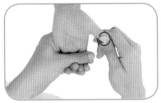 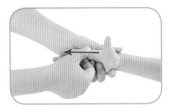

1 **清脾经：** 用拇指指腹从孩子拇指指根推向指尖，推200次。

2 **补脾经：** 用拇指指腹旋推孩子拇指罗纹面200次。

3 **清大肠经：** 用拇指指腹由虎口推至食指指尖，推200次。

饮食不洁型的按摩手法

体质特征： 不想吃东西、反酸、大便后肚子疼痛感会减轻。

按摩手法： 在基本按摩手法基础上加按以下穴位。

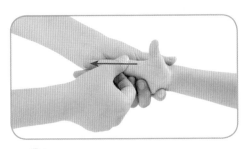 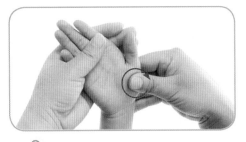

1 **清大肠经：** 用拇指指腹由虎口推至食指指尖，推200次。

2 **揉板门：** 用拇指指面揉孩子手掌大鱼际100~300次。

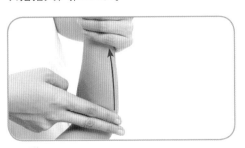 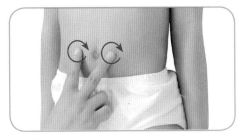

3 **推六腑：** 六腑在前臂靠小指一侧，用食指、中指指腹自孩子肘弯推至腕横纹，推300次。

4 **按揉天枢：** 天枢在脐中旁开2寸，用食指和中指指端揉100~200次。

呕 吐

呕吐在婴幼儿时期较为常见，可见于多种病症。如急性胃炎、贲门痉挛、幽门痉挛、梗阻等。中医学认为凡外感邪气（如受凉）、内伤乳食、突然受到惊吓及其他脏腑疾病影响到胃的正常功能，导致胃失和降、胃气上逆，都会引起呕吐。按摩治疗以宽胸利膈、行滞消食为主。

小儿呕吐的基本按摩手法

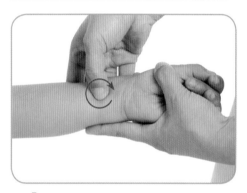

1 **按揉内关**：内关穴在腕横纹正中直上2横指，两筋之间。一手握住孩子的手腕，用另一只手拇指指端揉50~100次。

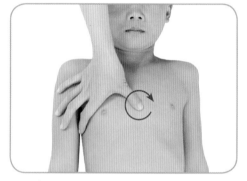

2 **揉膻中**：膻中在胸部，前正中线上，两乳头连线的中点，用拇指指端按揉100次。

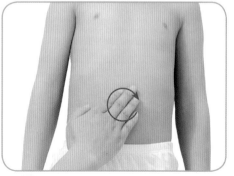

3 **摩腹**：用食指、中指和无名指指腹顺时针摩动腹部100~200次。

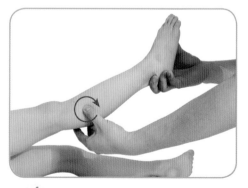

4 **按揉足三里**：足三里在外膝眼下3寸，胫骨旁开1寸。用拇指指腹揉50~100次。

呕
吐

体质特征：呕吐物为清稀的黏液、无臭味。患儿面色苍白、精神不振、手脚冰凉、小便色清。

按摩手法：在基本按摩手法基础上加按以下穴位。

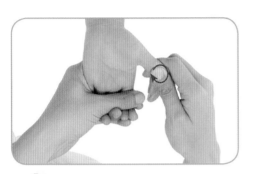

1 **补脾经：**用拇指指腹旋推孩子拇指罗纹面200次。

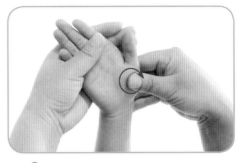

2 **揉板门：**用拇指指面揉孩子手掌大鱼际100~300次。

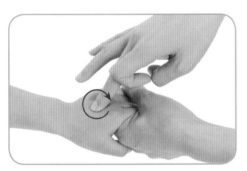

3 **揉外劳宫：**外劳宫在掌背正中两骨中间凹处，与内劳宫穴相对，以中指指腹揉1分钟。

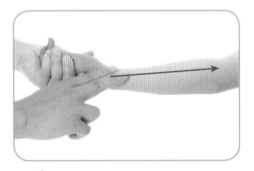

4 **推三关：**三关在前臂靠拇指一侧，用食指、中指指腹从孩子腕推向肘，推100~300次。

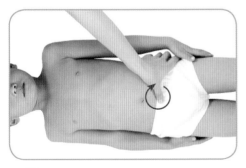

5 **按揉关元：**关元在下腹部，前正中线上，脐下3寸。用拇指指端揉按100~200次。

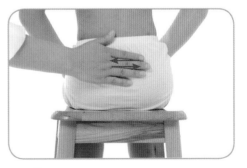

6 **横擦腰骶背部：**用掌横擦孩子肩背及腰骶部，以发热为度。

体质特征：呕吐物为黄水，气味酸臭。患儿烦躁不安、身热口渴、便秘或大便稀薄、小便色黄量少。

按摩手法：在基本按摩手法基础上加按以下穴位。

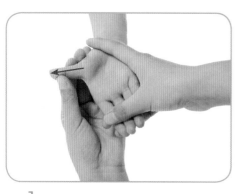

1 清脾经：用拇指指腹从孩子拇指指根推向指尖，推200次。

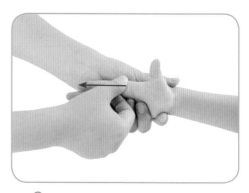

2 清大肠经：用拇指指腹由虎口推至食指指尖，推300次。

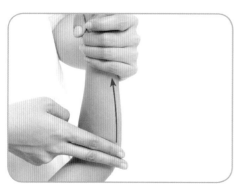

3 推六腑：六腑在前臂靠小指一侧，用食指、中指指腹自孩子肘弯推至腕横纹，推500次。

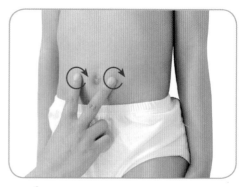

4 按揉天枢：天枢在脐中旁开2寸，用食指和中指指端揉100~200次。

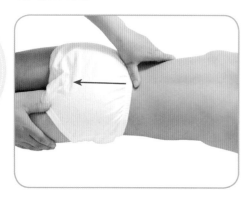

5 下推七节骨：七节骨在第4腰椎至尾椎骨端（长强穴）成一直线，用拇指指腹自上向下推，推100次。

呕
吐

122

体质特征：口臭，呕吐物为未消化的食物残渣，大便量多，腹部胀满，舌苔厚腻等。

按摩手法：在基本按摩手法基础上加按以下穴位。

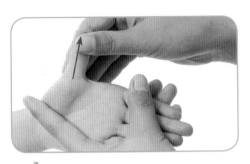

1 **清脾经：**用拇指指腹从孩子拇指指根推向指尖，推200次。

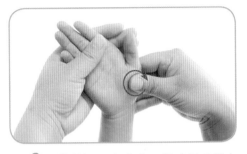

2 **揉板门：**用拇指指面揉孩子手掌大鱼际100~300次。

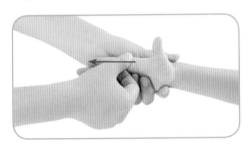

3 **清大肠经：**用拇指指腹由虎口推至食指指尖，200次。

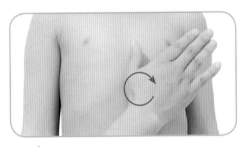

4 **揉中脘：**中脘在上腹部，前正中线上，脐上4寸，用掌根按揉100~300次。

感冒型的按摩手法

体质特征：伴有感冒症状，比如，咳嗽流涕、发热等。

按摩手法：在基本按摩手法基础上加按以下穴位。

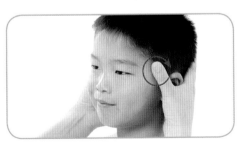

1 **揉太阳：**眉梢与目外眦之间，向后约1寸凹陷处。用双手拇指指端揉30~50次。

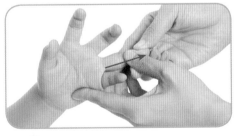

2 **清肺经：**用拇指指腹从孩子无名指指根推向指尖，推200次。

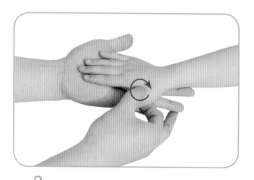

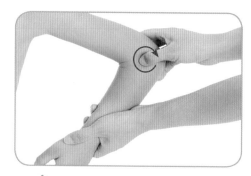

3 **揉合谷：** 合谷在虎口上，第一、二掌骨间凹陷处，以拇指指端揉200次。

4 **按揉曲池：** 曲池在肘窝桡侧横纹头至肱骨外上髁中点。用拇指指端揉50~100次。

虚火型的按摩手法

体质特征：手足心热、大便干、小便黄、两颧骨发红、舌苔发干。
按摩手法：在基本按摩手法基础上加按以下穴位。

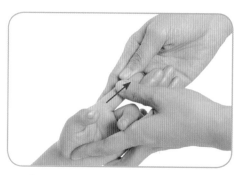

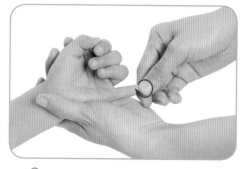

1 **清肝经：** 用拇指指腹从孩子食指指根直推至指尖，推200次。

2 **补肾经：** 用拇指指腹旋推孩子小指末节罗纹面，推200次。

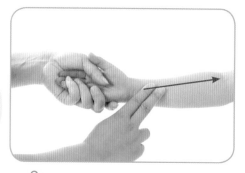

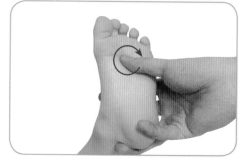

3 **清天河水：** 天河水在前臂掌侧正中，用食指和中指指面自孩子腕推向肘，推100~500次。

4 **揉涌泉：** 涌泉在脚掌前1/3与中1/3交界处的凹陷中，用拇指指腹顺时针揉，揉200次。

呕吐

体质特征：**由于孩子吃了不干净的食物或者吃得太多而引起的呕吐。**
按摩手法：**在基本按摩手法基础上加按以下穴位。**

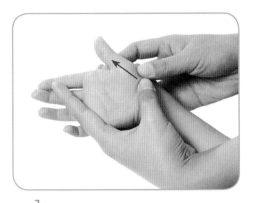

1 **清胃经：**用拇指指腹自孩子掌根推至拇指根部，推100~300次。

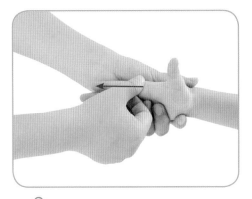

2 **清大肠经：**用拇指指腹由虎口推至食指指尖，推100次。

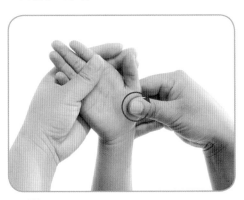

3 **揉板门：**用拇指指面揉孩子手掌大鱼际100~300次。

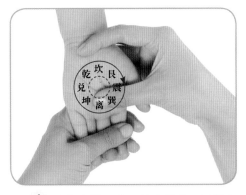

4 **运内八卦：**内八卦在掌中，以掌心为圆心，从圆心至中指指根横纹约2/3处为半径所做圆周。用拇指指端自乾宫起至兑宫止，旋转摩擦200次。

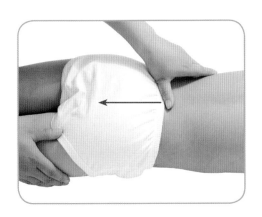

5 **下推七节骨：**七节骨在第4腰椎至尾椎骨端（长强穴）成一直线，用拇指指腹自上向下推，推100次。

呃 逆

呃逆，俗称打嗝，婴幼儿食用过冷或过热的食物，或在进食过程中过度紧张兴奋、突然受凉、吸入冷空气都会发生呃逆现象，这种呃逆无迁延性，可自愈，不用特殊治疗。如果孩子平时只是偶尔打嗝，而且大多比较轻微的话，父母不需要过于在意，如果孩子持续不断打嗝或者反复发作，则需要多加注意，这很可能是孩子患有其他病症的征兆。

小儿呃逆的基本按摩手法

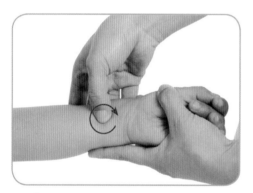

1 **按揉内关**：内关穴只在腕横纹正中直上2横指，两筋之间。一只手握住孩子的手腕，用另一只手拇指指端揉50~100次。

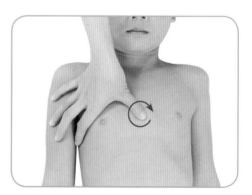

2 **揉膻中**：膻中在胸部，前正中线上，两乳头连线的中点，用拇指指端按揉100次。

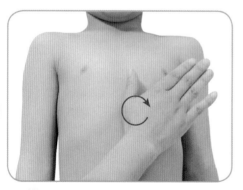

3 **揉中脘**：中脘在上腹部，前正中线上，脐上4寸，用掌根按揉100~300次。

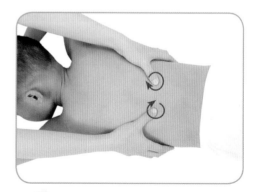

4 **揉胃俞**：胃俞在第12胸椎棘突下，旁开1.5寸，用双手拇指指端揉50~100次。

呃
逆

胃热型的按摩手法

体质特征：口臭烦渴、大便秘结、小便短赤、舌红苔黄、打嗝声洪亮。
按摩手法：在基本按摩手法基础上加按以下穴位。

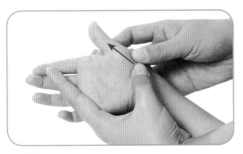

1 **清胃经：**用拇指指腹自孩子掌根推至拇指根部，推100~300次。

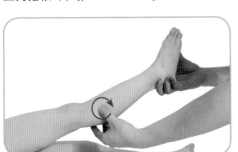

2 **推六腑：**六腑在前臂靠小指一侧，用食指、中指指腹自孩子肘弯推至腕横纹，推100次。

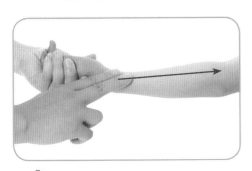

3 **按揉足三里：**足三里在外膝眼下3寸，胫骨旁开1寸。用拇指指腹揉50~100次。

胃寒型的按摩手法

体质特征：喝冷饮则加重打嗝，喝热饮减轻打嗝。
按摩手法：在基本按摩手法基础上加按以下穴位。

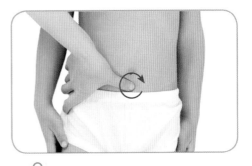

1 **推三关：**三关在前臂靠拇指一侧，用食指、中指指腹从孩子腕推向肘，推100~300次。

2 **按揉气海：**气海在下腹部，前正中线上，脐下1.5寸。用拇指指端揉按100~200次。

食滞型的按摩手法

体质特征：**打嗝并伴有厌食、腹部胀满、舌苔厚腻。**
按摩手法：**在基本按摩手法基础上加按以下穴位。**

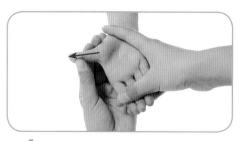

1 **清脾经：**用拇指指腹从孩子拇指指根推向指尖，推200次。

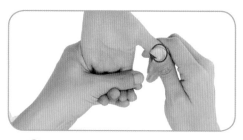

2 **补脾经：**用拇指指腹旋推孩子拇指罗纹面200次。

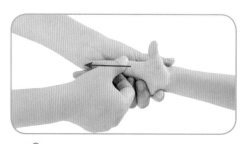

3 **清大肠经：**用拇指指腹由虎口推至食指指尖，推200次。

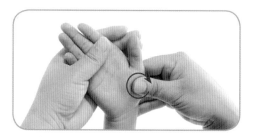

4 **揉板门：**用拇指指面揉孩子手掌大鱼际100~300次。

气郁型的按摩手法

体质特征：**心情不愉快就容易打嗝，心情好就有所缓解。**
按摩手法：**在基本按摩手法基础上加按以下穴位。**

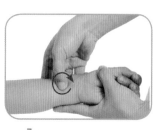

1 **按揉内关：**内关穴在腕横纹正中直上2横指，两筋之间。一只手握住孩子的手腕，用另一只手拇指指端揉50~100次。

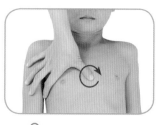

2 **揉膻中：**膻中在胸部，前正中线上，两乳头连线的中点，用拇指指端按揉100次。

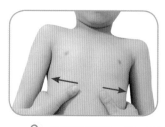

3 **分推腹阴阳：**将双手拇指放在腹部，向腰侧分推50~100次，然后将手掌放在腹部，在皮肤表面做顺时针回旋性的摩动100~200次。

呃
逆

囟门闭合晚

　　一般情况下，孩子的囟门会在1岁至1岁半时闭合。6个月以下倘若囟门微陷不属于疾病，但如果2岁左右时囟门还没有闭合反而下陷，并且精神萎靡不振、身体瘦弱等，就属于囟门关闭晚。如果不及时医治，严重的还会出现四肢冰冷、双目凹陷等情况。按摩治疗以调理脾胃，补充气血为主。

小儿囟门闭合晚的基本按摩手法

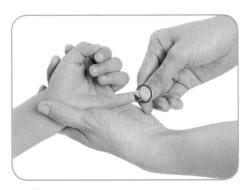

1 **补肾经**：用拇指指腹旋推孩子小指末节罗纹面200次。

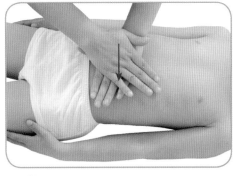

2 **按压腹部**：双掌相叠轻轻按压孩子腹部并震颤双手，然后双掌突然抬起，如此操作5次。

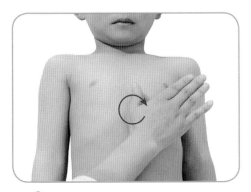

3 **揉胸腹部**：用掌根从孩子中脘穴开始缓慢向下揉至气海穴、关元穴，如此往返操作5分钟。

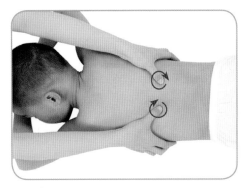

4 **揉脾俞**：脾俞在第11胸椎棘突下，旁开1.5寸，用双手拇指指端揉50~100次。

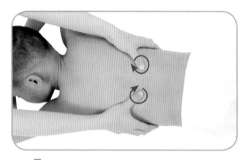

5 **揉胃俞**：胃俞在第12胸椎棘突下，旁开1.5寸，用双手拇指指端揉50~100次。

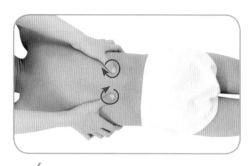

6 **揉肾俞**：肾俞在第2腰椎棘突下，旁开1.5寸，用双手拇指指端揉50~100次。

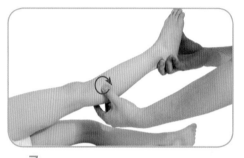

7 **按揉足三里**：足三里在外膝眼下3寸，胫骨旁开1寸。用拇指指腹揉50~100次。

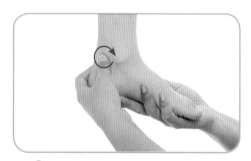

8 **按揉太溪**：太溪在足内侧，内踝后方，当内踝尖与跟腱之间的凹陷处。用拇指指端按揉100~200次。

气阴不足型的按摩手法

体质特征：精神疲倦、面色苍白、口唇干燥、两眼凹陷、脸部消瘦、皮肤无光泽等。

按摩手法：在基本按摩手法基础上加按以下穴位。

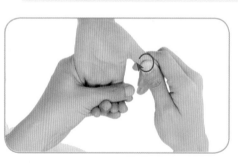

1 **补脾经**：用拇指指腹旋推孩子拇指罗纹面200次。

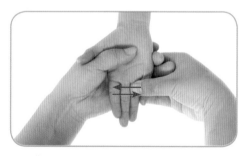

2 **推四横纹**：掌面食指、中指、无名指、小指第一指间关节横纹处。孩子四指并拢，按摩者用拇指指腹在穴位上横向来回直推，推50遍。

囟门闭合晚

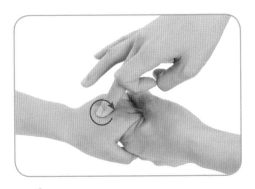

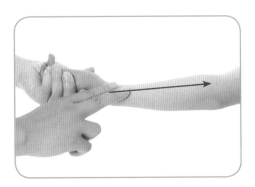

3 **揉外劳宫**：外劳宫在掌背正中两骨中间凹处，与内劳宫穴相对，以中指指腹揉1分钟。

4 **推三关**：三关在前臂靠拇指一侧，用食指、中指指腹从孩子腕推向肘，推100~300次。

脾胃虚弱型的按摩手法

体质特征：身体消瘦、食欲不振、面色发黄、手脚冰凉、大便稀等。

按摩手法：在基本按摩手法基础上加按以下穴位。

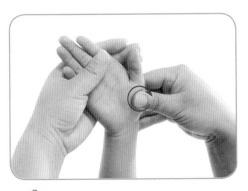

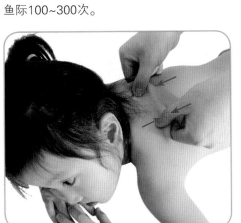

1 **揉板门**：用拇指指面揉孩子手掌大鱼际100~300次。

2 **摩腹**：用食指、中指和无名指指腹顺时针摩动腹部100~200次。

3 **捏脊**：双手食指半屈，用食指中节靠拇指的侧面，抵在孩子的尾骨处，拇指与食指相对用力，沿脊柱两侧自龟尾向上边推边捏边放，一直推到大椎穴。每捏3下将背部皮肤提1下，提捏3~5遍。

水痘

水痘是由水痘——带状疱疹病毒引起的传染病，临床表现有发热，皮肤、黏膜分批出现丘疹、疱疹、结痂。水痘患者为本病传染源，通过飞沫传播，也可通过接触疱液传播。水痘传染性强，好发于10岁以内儿童，一般预后良好，痊愈后不留疤痕。按摩治疗以解表清热为主。

小儿水痘的基本按摩手法

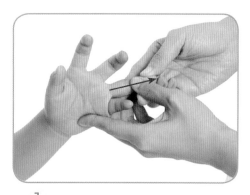

1 **清肺经**：用拇指指腹从孩子无名指指根推向指尖，推200次。

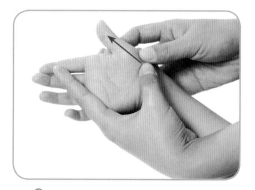

2 **清胃经**：用拇指指腹自孩子掌根推至拇指根部，推100~300次。

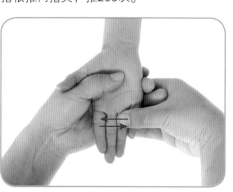

3 **推四横纹**：掌面食指、中指、无名指、小指第一指间关节横纹处。孩子四指并拢，按摩者用拇指指腹在穴位上横向来回直推，推50遍。

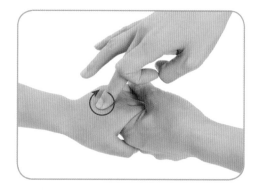

4 **揉外劳宫**：外劳宫在掌背正中两骨中间凹处，与内劳宫穴相对，以中指指腹揉1分钟。

感冒型的按摩手法

体质特征：**发热、咳嗽、鼻塞流涕等。**
按摩手法：**在基本按摩手法基础上加按以下穴位。**

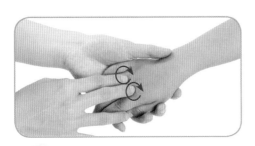

1 **掐揉二扇门：**二扇门位于手背，中指指根两侧凹陷中，以食指、中指指端掐揉2~3分钟。

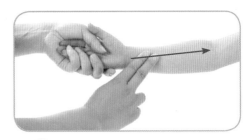

2 **清天河水：**天河水在前臂掌侧正中，用食指和中指指面自孩子腕推向肘，推100~500次。

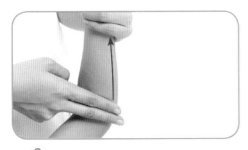

3 **推六腑：**六腑在前臂靠小指一侧，用食指、中指指腹自孩子肘弯推至腕横纹，推500次。

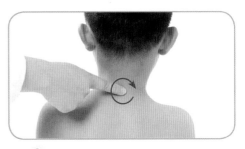

4 **揉大椎：**大椎在第7颈椎下凹陷中，用食指指腹顺时针揉1分钟。

火盛型的按摩手法

体质特征：**心烦口渴、牙龈肿痛、大便干、小便黄等。**
按摩手法：**在基本按摩手法基础上加按以下穴位。**

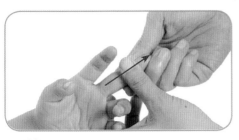

1 **清心经：**用拇指指腹从孩子中指指根推向指尖，推200次。

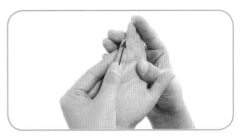

2 **清小肠经：**用拇指指腹沿小指外侧缘自指根向指尖直线推动200次。

133

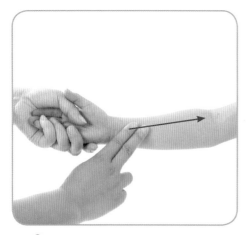

3 **清天河水：**天河水在前臂掌侧正中，用食指和中指指面自孩子腕推向肘，推100~500次。

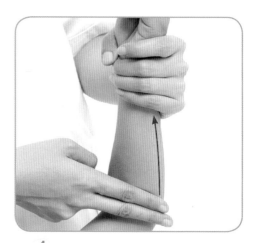

4 **推六腑：**六腑在前臂靠小指一侧，用食指、中指指腹自孩子肘弯推至腕横纹，推300次。

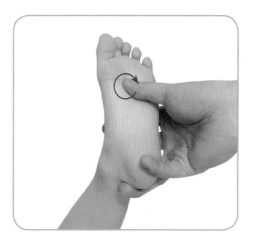

5 **按揉涌泉：**涌泉在脚掌前1/3与中1/3交界处的凹陷中，用拇指指腹按揉200次。

Tips

父母一旦发现孩子得了水痘要立即进行隔离；注意孩子的休息并加强卫生护理，比如，勤洗手、勤剪指甲；要让孩子多吃易消化的食物，不吃辛辣油腻食物。

水痘

湿 疹

　　婴儿湿疹又叫奶癣，是婴儿期常见的皮肤病，经常反复发作，但常在2岁以内自愈。中医认为，湿疹为内蕴湿热、外感热邪，发于肌肤所致。按摩治疗以清热排毒为主。

小儿湿疹的基本按摩手法

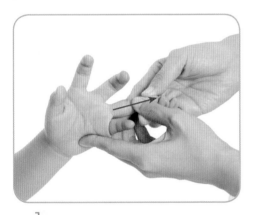

1 **清肺经**：用拇指指腹从孩子无名指指根推向指尖，推200次。

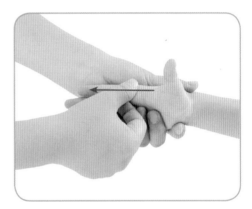

2 **清大肠经**：用拇指指腹由虎口推至食指指尖，推300次。

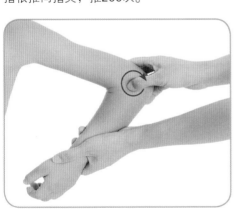

3 **按揉曲池**：曲池在肘窝桡侧横纹头至肱骨外上髁中点。用拇指指端揉50~100次。

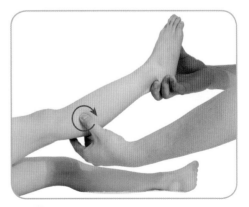

4 **按揉足三里**：足三里在外膝眼下3寸，胫骨旁开1寸。用拇指指腹揉50~100次。

体质特征：**肚腹胀痛、厌食、大便酸臭等。**
按摩手法：**在基本按摩手法基础上加按以下穴位。**

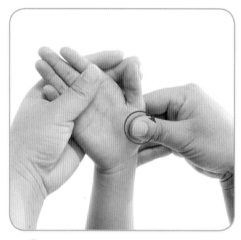

1 **揉板门：**用拇指指面揉孩子手掌大
鱼际100~300次。

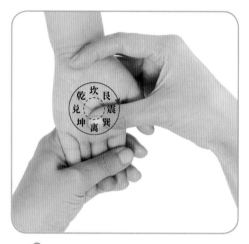

2 **运内八卦：**内八卦在掌中，以掌心
为圆心，从圆心至中指指根横纹约2/3处为
半径所做圆周。用拇指指端自乾宫起至兑宫
止，旋转摩擦200次。

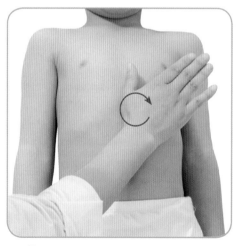

3 **揉中脘：**中脘在上腹部，前正中线
上，脐上4寸，用掌根按揉100~300次。

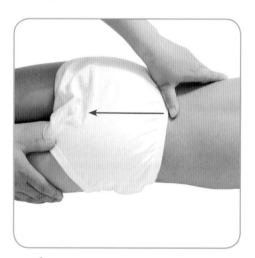

4 **下推七节骨：**七节骨在第4腰椎至
尾椎骨端（长强穴）成一直线，用拇指指
腹自上向下推，推200次。

湿
疹

便秘型的按摩手法

体质特征：**大便不畅、小便发黄、精神倦怠、舌红苔黄等。**
按摩手法：**在基本按摩手法基础上加按以下穴位。**

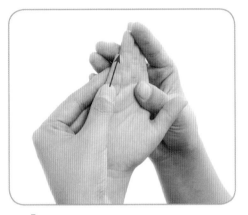

1 **清小肠经：**用拇指指腹沿小指外侧
缘自指根向指尖直线推动200次。

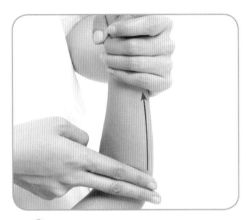

2 **推六腑：**六腑在前臂靠小指一侧，
用食指、中指指腹自孩子肘弯推至腕横
纹，推500次。

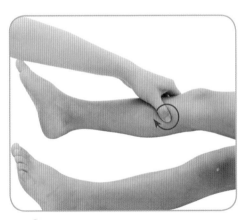

3 **按揉阴陵泉：**阴陵泉在小腿内侧，
当胫骨内侧髁后下方凹陷处。用拇指指端
按揉50~100次。

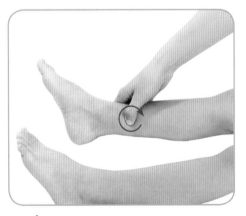

4 **按揉三阴交：**三阴交在内踝尖直上
3寸，胫骨后缘凹陷中。用拇指指端按3~5
次，揉20~30次。

Tips

湿疹并不是潮湿引起的，相反，湿疹患儿的皮肤不能保持足够的水分，很干燥，
容易瘙痒。应尽量避免皮肤干燥，不要使用香皂洗澡、洗脸。

夜啼

　　夜啼是指婴儿在夜间哭闹不安，或每夜定时啼哭，甚至通宵啼哭，但白天正常的一种病症。本病一般随着年龄增长自然缓解，预后良好，但如果长期夜啼，也会影响小儿正常生长发育。中医认为，本病主要是由于脾寒、心热、惊恐所致。按摩治疗以补脾清肝为主，兼顾清心火、安心神。

小儿夜啼的基本按摩手法

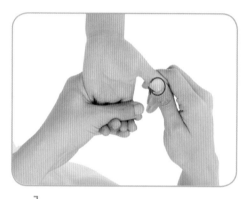

1 补脾经： 用拇指指腹旋推孩子拇指罗纹面200次。

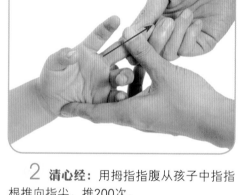

2 清心经： 用拇指指腹从孩子中指指根推向指尖，推200次。

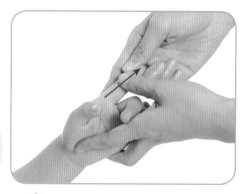

3 清肝经： 肝经在食指末节罗纹面，一只手托住孩子手，使掌心朝上，用另一只手拇指指腹从孩子食指指根直推至指尖，推200次。

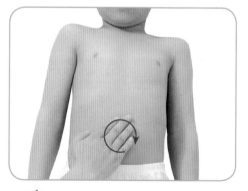

4 摩腹： 用食指、中指和无名指指腹顺时针摩动腹部100~200次。

心火旺型的按摩手法

体质特征: 哭声响亮、烦躁不安、面红耳赤、怕见灯光、大便干燥、小便发黄。

按摩手法: 在基本按摩手法基础上加按以下穴位。

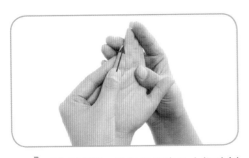

1 **清小肠经:** 用拇指指腹沿小指外侧缘自指根向指尖直线推动200次。

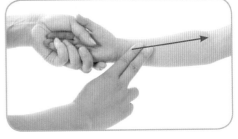

2 **清天河水:** 天河水在前臂掌侧正中,用食指和中指指面自孩子腕推向肘,推100~500次。

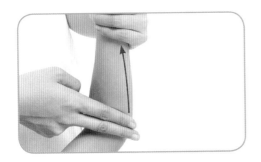

3 **推六腑:** 六腑在前臂靠小指一侧,用食指、中指指腹自孩子肘弯推至腕横纹,推500次。

惊恐型的按摩手法

体质特征: 哭声比较惨、心神不安、面色发青、时睡时醒。

按摩手法: 在基本按摩手法基础上加按以下穴位。

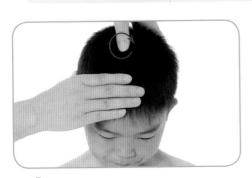

1 **按揉百会:** 百会在头顶正中线与两耳尖连线的交会处,后发际正中直上7寸。用拇指指腹按揉1分钟。

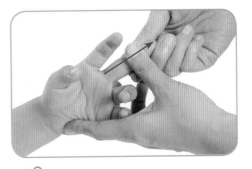

2 **清心经:** 用拇指指腹从孩子中指指根推向指尖,推200次。

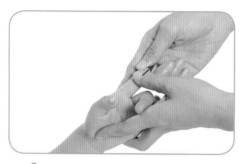

3 **补肝经：**用拇指指腹旋推孩子食指末节罗纹面100次。

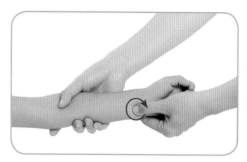

4 **按揉神门：**神门在腕部，在小指对应的腕横纹凹陷处。用拇指指端按揉200次。

脾虚型的按摩手法

体质特征：哭声较弱、面色青白、手脚冰凉、舌唇淡白。
按摩手法：在基本按摩手法基础上加按以下穴位。

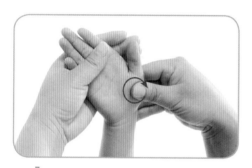

1 **揉板门：**用拇指指面揉孩子手掌大鱼际100~300次。

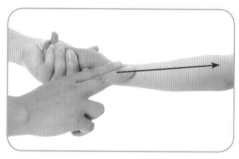

2 **推三关：**三关在前臂靠拇指一侧，用食指、中指指腹从孩子腕推向肘，推100~300次。

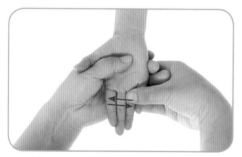

3 **推四横纹：**掌面食指、中指、无名指、小指第一指间关节横纹处。孩子四指并拢，按摩者用拇指指腹在穴位上横向来回直推，推50遍。

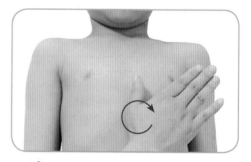

4 **揉中脘：**中脘在上腹部，前正中线上，脐上4寸，用掌根揉100~300次。

积食型的按摩手法

体质特征： 伴有厌食吐奶、腹胀、大便酸臭、舌苔厚腻。
按摩手法： 在基本按摩手法基础上加按以下穴位。

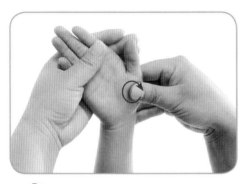

1 **揉板门：** 用拇指指面揉孩子手掌大鱼际100~300次。

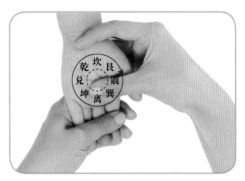

2 **运内八卦：** 内八卦在掌中，以掌心为圆心，从圆心至中指指根横纹约2/3处为半径所做圆周。用拇指指端自乾宫起至兑宫止，旋转摩擦200次。

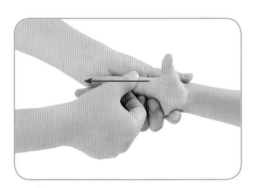

3 **清大肠经：** 用拇指指腹由虎口推至食指指尖，推300次。

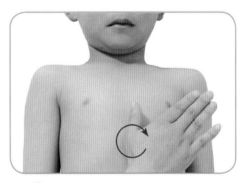

4 **揉中脘：** 中脘在上腹部，前正中线上，脐上4寸，用掌根揉100~300次。

Tips

引起孩子夜间啼哭的原因很多，不要盲目归于夜啼。应先查找生理性原因，如饥饿、尿布潮湿、过冷、过热、衣着不适等。还要警惕病理性原因，如发热、积滞、中耳炎、肠套叠等。

流口水

流口水多见于3岁以下婴幼儿。中医学认为本病主要是由于脾胃虚寒、脾胃积热、心脾郁热及脾胃气虚等使涎液不能正常制约而流出口外所致。常见症状为小儿涎液增多、自动流出口外，由于长期流出口水，致使口腔周围潮红，甚至发生糜烂，尤其以两侧的口角为明显。按摩治疗以清热解毒、清心补脾为主。

小儿流口水的基本按摩手法

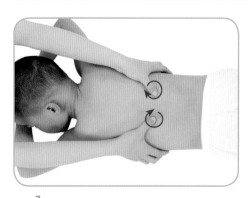

1 揉脾俞： 脾俞在第11胸椎棘突下，旁开1.5寸，用双手拇指指端揉50~100次。

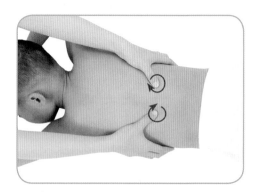

2 揉胃俞： 胃俞在第12胸椎棘突下，旁开1.5寸，用双手拇指指端揉50~100次。

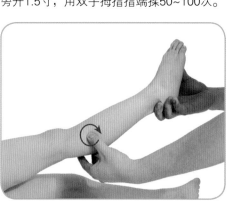

3 按揉足三里： 足三里在外膝眼下3寸，胫骨旁开1寸。用拇指指腹揉50~100次。

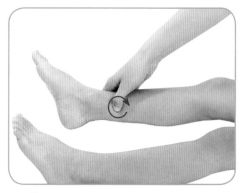

4 按揉三阴交： 三阴交在内踝尖直上3寸，胫骨后缘凹陷中。用拇指指端按3~5次，揉20~30次。

体质特征：**面色发黄、身体乏力、食欲不振。**
按摩手法：**在基本按摩手法基础上加按以下穴位。**

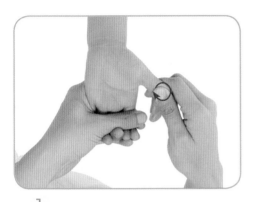

1 **补脾经：**用拇指指腹旋推孩子拇指末节罗纹面200次。

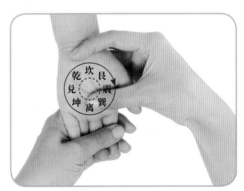

2 **补肺经：**用拇指指腹旋推孩子无名指末节罗纹面200次。

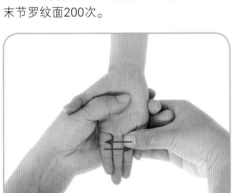

3 **推四横纹：**掌面食指、中指、无名指、小指第一指间关节横纹处。孩子四指并拢，按摩者用拇指指腹在穴位上横向来回直推，推50遍。

4 **运内八卦：**内八卦在掌中，以掌心为圆心，从圆心至中指指根横纹约2/3处为半径所做圆周。用拇指指端自乾宫起至兑宫止，旋转摩擦200次。

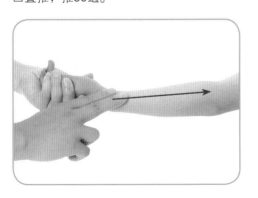

5 **推三关：**三关在前臂靠拇指一侧，用食指、中指指腹从孩子腕推向肘，推100~300次。

体质特征：口水清稀、脸色苍白、大便稀薄、小便清长、手脚冰凉。
按摩手法：在基本按摩手法基础上加按以下穴位。

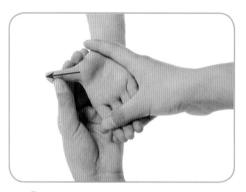

1 **清脾经：**用拇指指腹从孩子拇指指根推向指尖，推200次。

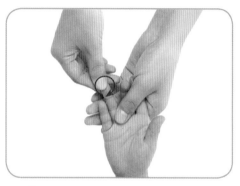

2 **补肺经：**用拇指指腹旋推孩子无名指末节罗纹面200次。

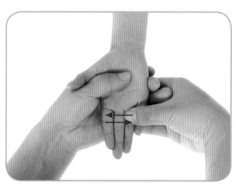

3 **推四横纹：**掌面食指、中指、无名指、小指第一指间关节横纹处。孩子四指并拢，按摩者用拇指指腹在穴位上横向来回直推，推50遍。

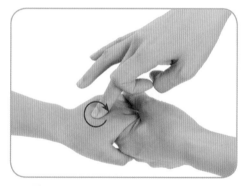

4 **揉外劳宫：**外劳宫在掌背正中两骨中间凹处，与内劳宫穴相对，以中指指腹揉1分钟。

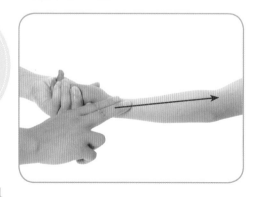

5 **推三关：**三关在前臂靠拇指一侧，用食指、中指指腹从孩子腕推向肘，推100~300次。

流口水

144

体质特征：口水黏稠且发热、口臭、大便干结、小便短黄、心烦不安、舌红苔黄。

按摩手法：在基本按摩手法基础上加按以下穴位。

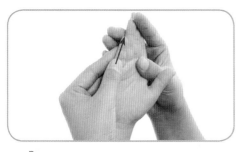

1 **清小肠经**：用拇指指腹沿小指外侧缘自指根向指尖直线推动200次。

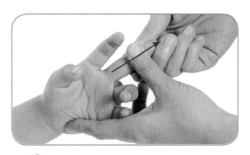

2 **清心经**：用拇指指腹从孩子中指指根推向指尖，推200次。

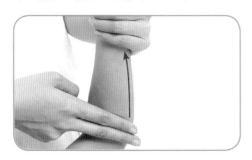

3 **推六腑**：六腑在前臂靠小指一侧，用食指、中指指腹自孩子肘弯推至腕横纹，推300次。

脾胃积热型的按摩手法

体质特征：口水黏稠、口角糜烂、口臭易渴。

按摩手法：在基本按摩手法基础上加按以下穴位。

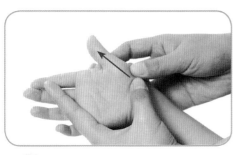

1 **清胃经**：用拇指指腹自孩子掌根推至拇指根部，推100~300次。

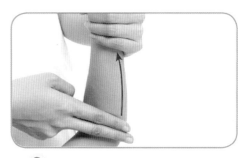

2 **推六腑**：六腑在前臂靠小指一侧，用食指、中指指腹自孩子肘弯推至腕横纹，推300次。

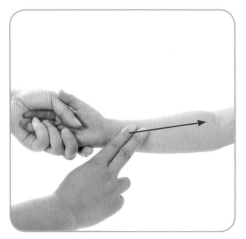 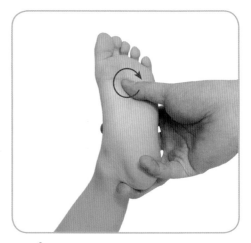

3 **清天河水：**天河水在前臂掌侧正中，用食指和中指指面自孩子腕推向肘，推100~500次。

4 **揉涌泉：**涌泉在脚掌前1/3与中1/3交界处的凹陷中，用拇指指腹顺时针揉100次。

Tips

小儿4~6个月时出牙，同时增加辅食，会刺激唾液分泌，而此时小儿吞咽口水的功能尚未健全，所有常有口水流出。这是生理现象，不属于病态，不需要治疗。只要注意护理好小儿口周皮肤即可。

流口水

麻 疹

　　麻疹是由麻疹病毒引起的传染病，临床表现有发热、咳嗽、流涕、流泪、口腔黏膜出现麻疹黏膜瓣，全身出现红色斑丘疹。麻疹患者是唯一的传染源，通过飞沫传播，常见于6个月至5岁的小儿，病后可获得持久免疫力。如果及时治疗，护理得当，麻疹预后良好。按摩治疗以通经活络、清热消毒为主。

小儿麻疹的基本按摩手法

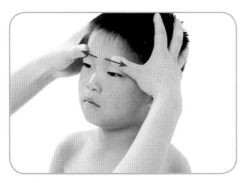

1 推坎宫：用两手拇指指腹自眉头向眉梢做分推，反复操作50次。

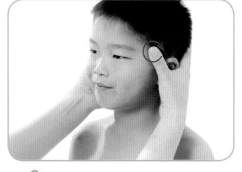

2 揉太阳：太阳穴眉梢与目外眦之间，向后约1寸凹陷处。用双手拇指指端揉30~50次。

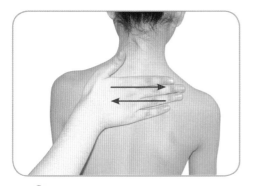

3 推擦风门：风门在背部，第2胸椎棘突下，旁开1.5寸，左右各一穴。用全掌推擦背部风门穴之间的部位，以透热为度。

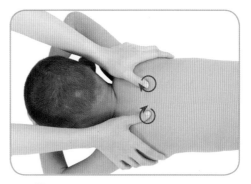

4 揉肺俞：肺俞在第3胸椎棘突下，旁开1.5寸。用双手拇指指端揉50~100次。

出疹前期的按摩手法

体质特征： 出疹前期的孩子一般在早上起床后身体发热并咳嗽流鼻涕、疲倦、口腔出现麻疹黏膜斑。

按摩手法： 在基本按摩手法基础上加按以下穴位。

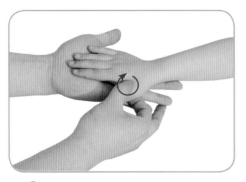

1 揉合谷： 合谷在虎口上，第一、二掌骨间凹陷处，以拇指指端揉200次。

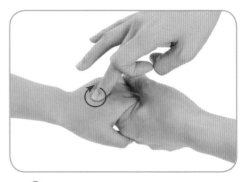

2 揉外劳宫： 外劳宫在掌背正中两骨中间凹处，与内劳宫穴相对，以中指指腹揉1分钟。

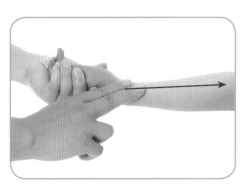

3 推三关： 三关在前臂靠拇指一侧，用食指、中指指腹从孩子腕推向肘，推100~300次。

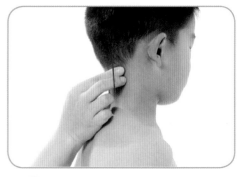

4 拿风池： 风池在项部，枕骨之下，与风府相平，胸锁乳突肌与斜方肌之间凹陷中。用拇指、食指和中指相对用力，提拿风池5~10下。

麻疹

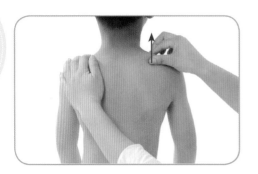

5 拿肩井： 肩井在肩上，在大椎与肩峰端连线的中点上。用拇指与食指、中指对称用力提拿3~5次。

体质特征：这个时期的麻疹开始透发至全身，先见于孩子耳后和颈部，然后是头皮、胸背、四肢，疹色逐渐加深。孩子怕光、咳嗽剧烈等。
按摩手法：在基本按摩手法基础上加按以下穴位。

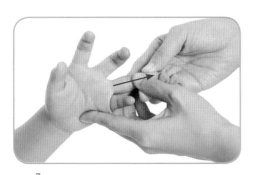

1 **清肺经**：用拇指指腹从孩子无名指指根推向指尖，推200次。

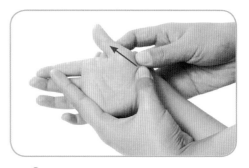

2 **清胃经**：用拇指指腹自孩子掌根推至拇指根部，推100~300次。

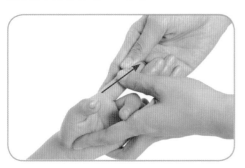

3 **清肝经**：用拇指指腹从孩子食指指根直推至指尖，推200次。

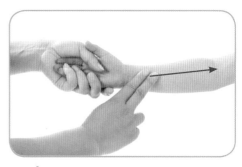

4 **清天河水**：天河水在前臂掌侧正中，用食指和中指指面自孩子腕推向肘，推100~500次。

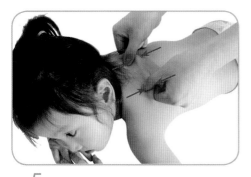

5 **捏脊**：自尾骨至大椎，沿脊柱两侧提捏肌肉，反复提捏3~5遍。

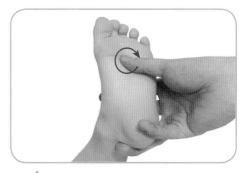

6 **揉涌泉**：涌泉在脚掌前1/3与中1/3交界处的凹陷中，用拇指指腹顺时针揉，揉300次。

体质特征：这个时期，孩子体温逐渐下降，麻疹按出疹顺序依次消失，病状逐渐减轻。

按摩手法：在基本按摩手法基础上加按以下穴位。

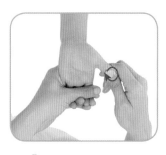

1 **补脾经：**用拇指指腹旋推孩子拇指末节罗纹面200次。

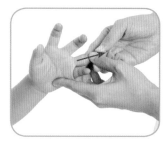

2 **清肺经：**用拇指指腹从孩子无名指指根推向指尖，推200次。

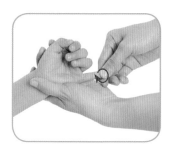

3 **补肾经：**用拇指指腹旋推孩子小指末节罗纹面200次。

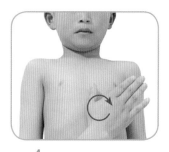

4 **揉中脘：**中脘在上腹部，前正中线上，脐上4寸，用掌根按揉100~300次。

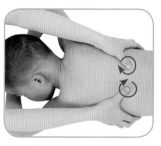

5 **揉脾俞：**脾俞在第11胸椎棘突下，旁开1.5寸，用双手拇指指端揉50~100次。

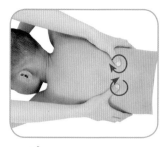

6 **揉胃俞：**胃俞在第12胸椎棘突下，旁开1.5寸，用双手拇指指端揉50~100次。

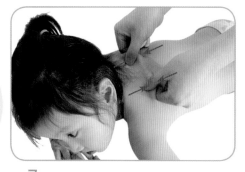

7 **捏脊：**自尾骨至大椎，沿脊柱两侧提捏肌肉，提捏3~5遍。

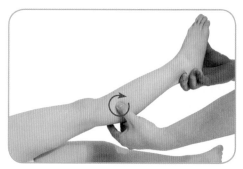

8 **按揉足三里：**足三里在外膝眼下3寸，胫骨旁开1寸。用拇指指腹揉50~100次。

麻疹

荨麻疹

当孩子机体处于一种敏感的状态时，许多因素都可以引发风邪。这里说的"风"，当然不是自然现象中的"风"，而是一种比喻，比如，当孩子食用了一些水产品或接触花粉时，就可能会由于这些刺激而引起风邪，从而得荨麻疹。荨麻疹也俗称"风团"，患了荨麻疹的孩子先会感到皮肤瘙痒，然后皮肤上会出现红色或者白色的风团，父母可以用相应的按摩来帮助孩子减轻病症。

小儿荨麻疹的基本按摩手法

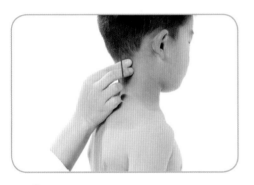

1 **拿风池**：风池在项部，枕骨之下，与风府相平，胸锁乳突肌与斜方肌之间凹陷中。用拇指、食指和中指相对用力，提拿风池5~10下。然后推擦颈部，以透热为度。

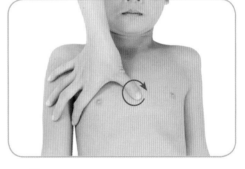

2 **揉膻中**：膻中在胸部，前正中线上，两乳头连线的中点，用拇指指端按揉100次。

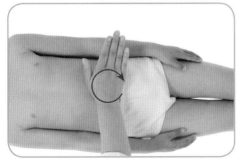

3 **揉脐**：用手掌顺时针揉肚脐200次。

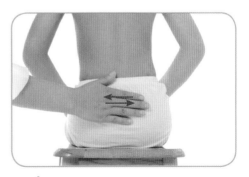

4 **横擦腰骶部**：用单掌横擦肾俞至大肠俞部位，以局部透热为度。

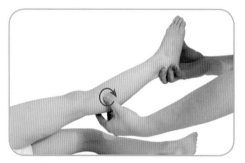

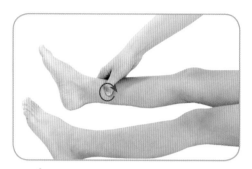

5 **按揉足三里**：足三里在外膝眼下3寸，胫骨旁开1寸。用拇指指腹揉50~100次。

6 **按揉三阴交**：三阴交在内踝尖直上3寸，胫骨后缘凹陷中。用拇指指端按3~5次，揉20~30次。

风寒型的按摩手法

体质特征：疹色淡红或苍白，遇冷或者受风后严重，尤以暴露部位为重。
按摩手法：在基本按摩手法基础上加按以下穴位。

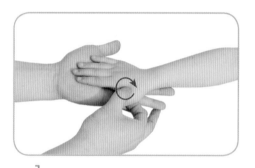

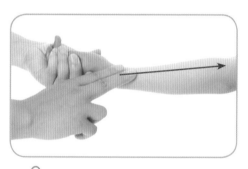

1 **揉合谷**：合谷在虎口上，第一、二掌骨间凹陷处，以拇指指端揉200次。

2 **推三关**：三关在前臂靠拇指一侧，用食指、中指指腹从孩子腕推向肘，推100~300次。

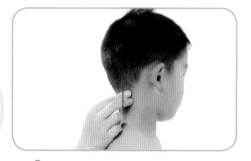

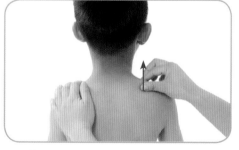

3 **拿风池**：风池在项部，枕骨之下，与风府相平，胸锁乳突肌与斜方肌之间凹陷中。用拇指、食指和中指相对用力，提拿风池5~10下。

4 **拿肩井**：肩井在肩上，当大椎与肩峰端连线的中点上。用拇指与食指、中指对称用力提拿3~5次。

荨麻疹

体质特征：皮疹色红、瘙痒剧烈、皮肤灼热，伴有咽喉红肿、口渴、舌红苔黄等。

按摩手法：在基本按摩手法基础上加按以下穴位。

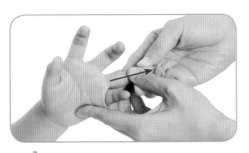

1 **清肺经：**用拇指指腹从孩子无名指指根推向指尖，推200次。

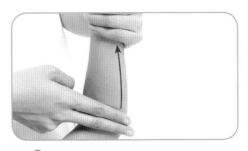

2 **推六腑：**六腑在前臂靠小指一侧，用食指、中指指腹自孩子肘弯推至腕横纹，推300次。

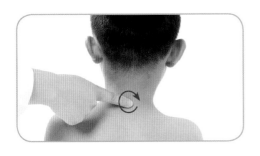

3 **揉大椎：**大椎在第7颈椎下凹陷中，用食指指腹揉50~100次。

体质特征：风团上有丘疱疹或大疱出现，舌苔白腻。

按摩手法：在基本按摩手法基础上加按以下穴位。

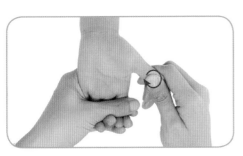

1 **补脾经：**用拇指指腹旋推孩子拇指末节罗纹面200次。

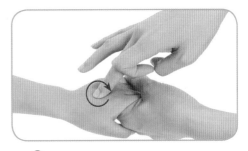

2 **揉外劳宫：**外劳宫在掌背正中两骨中间凹处，与内劳宫穴相对，以中指指腹揉1分钟。

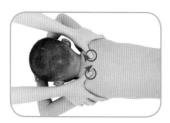 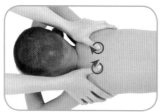 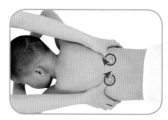

3 **揉风门**：风门在第2胸椎棘突下，旁开1.5寸，用双手拇指指端揉20~30次。

4 **揉肺俞**：肺俞在第3胸椎棘突下，旁开1.5寸，用双手拇指指端揉50~100次。

5 **揉脾俞**：脾俞在第11胸椎棘突下，旁开1.5寸，用双手拇指指端揉50~100次。

血热型的按摩手法

体质特征：此类型的孩子在搔抓完皮肤后会出现红紫条块，可融合成片，舌红苔黄。

按摩手法：在基本按摩手法基础上加按以下穴位。

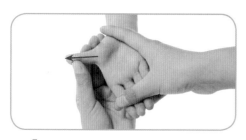

1 **清脾经**：用拇指指腹从孩子拇指指根推向指尖，推200次。

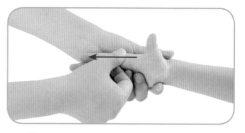

2 **清大肠经**：用拇指指腹由虎口推至食指指尖，推200次。

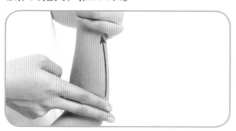

3 **推六腑**：六腑在前臂靠小指一侧，用食指、中指指腹自孩子肘弯推至腕横纹，推300次。

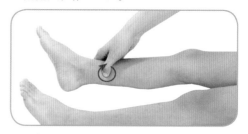

4 **按揉三阴交**：三阴交在内踝尖直上3寸，胫骨后缘凹陷中。用拇指指端按3~5次，揉20~30次。

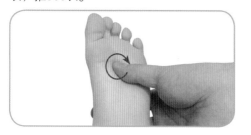

5 **揉涌泉**：涌泉在脚掌前1/3与中1/3交界处的凹陷中，用拇指指腹顺时针揉，揉200次。

荨麻疹

脾胃不和型的按摩手法

体质特征：**伴有腹痛腹胀、恶心呕吐、大便稀。**
按摩手法：**在基本按摩手法基础上加按以下穴位。**

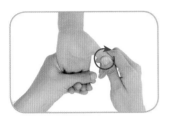

1 **补脾经**：用拇指指腹旋推孩子拇指末节罗纹面200次。

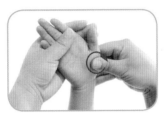

2 **揉板门**：用拇指指面揉孩子手掌大鱼际100~300次。

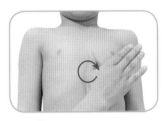

3 **揉中脘**：中脘在上腹部，前正中线上，脐上4寸，用掌根按揉100~300次。

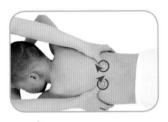

4 **揉脾俞**：脾俞在第11胸椎棘突下，旁开1.5寸，用双手拇指指端揉50~100次。

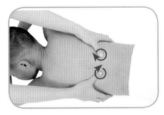

5 **揉胃俞**：胃俞在第12胸椎棘突下，旁开1.5寸，用双手拇指指端揉50~100次。

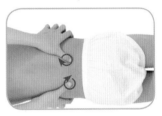

6 **揉大肠俞**：大肠俞在第4腰椎棘突下，旁开1.5寸，用双手拇指指端揉50~100次。

血瘀型的按摩手法

体质特征：**血瘀型荨麻疹的孩子一般病程较长，疹色为淡红色或者暗红色，面容晦暗、眼眶发黑、口唇发紫等。**
按摩手法：**在基本按摩手法基础上加按以下穴位。**

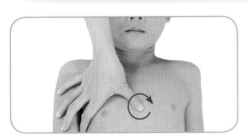

1 **揉膻中**：膻中在胸部，前正中线上，两乳头连线的中点，用拇指指端按揉100次。

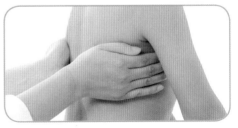

2 **推擦胁肋**：用手掌从孩子两侧腋下搓摩至天枢穴50~100次。

风 疹

　　风疹和麻疹并没有太多区别，但最大的区别就在于孩子嘴里有没有麻疹黏膜斑，其他的表现则很相似，一开始都会有类似感冒的症状。通常情况下，疹子会在3天内迅速消退。按摩治疗以清热解毒为主。

小儿风疹的基本按摩手法

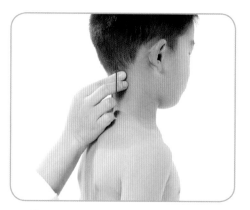

1　**拿风池**：风池在项部，枕骨之下，与风府相平，胸锁乳突肌与斜方肌之间凹陷中。用拇指、食指和中指相对用力，提拿风池5~10下。

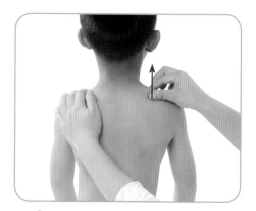

2　**拿肩井**：肩井在肩上，当大椎与肩峰端连线的中点上。用拇指与食指、中指对称用力提拿3~5次。

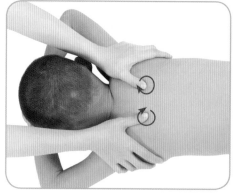

3　**揉肺俞**：肺俞在第3胸椎棘突下，旁开1.5寸。用双手拇指指端揉50~100次。

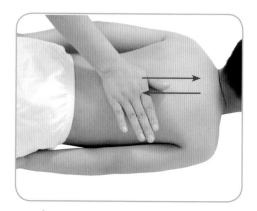

4　**推脊柱**：沿孩子脊柱两侧上下推擦背及腰部，以透热为度。

邪热炽盛型的按摩手法

体质特征：疹色鲜红或者暗紫，伴有高热、大便干、小便短赤、烦躁等。
按摩手法：在基本按摩手法基础上加按以下穴位。

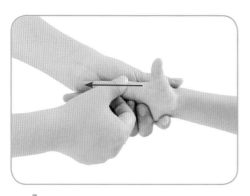

1 **清大肠经：**用拇指指腹由虎口推至
食指指尖，推200次。

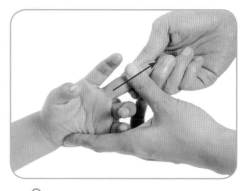

2 **清心经：**用拇指指腹从孩子中指指
根推向指尖，推200次。

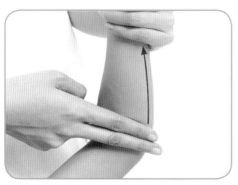

3 **推六腑：**六腑在前臂靠小指一侧，
用食指、中指指腹自孩子肘弯推至腕横
纹，推300次。

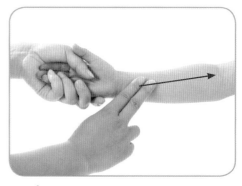

4 **清天河水：**天河水在前臂掌侧正
中，用食指和中指指面自孩子腕推向肘，
推100~500次。

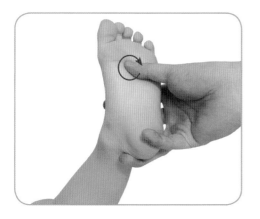

5 **按揉涌泉：**涌泉在脚掌前1/3与
中1/3交界处的凹陷中，用拇指指腹按揉
200次。

风邪侵袭型的按摩手法

体质特征： 疹色浅红、稀疏细小，伴有发热怕风、咳嗽流涕、食欲不振等。
按摩手法： 在基本按摩手法基础上加按以下穴位。

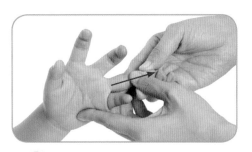

1 **清肺经：** 用拇指指腹从孩子无名指指根推向指尖，推200次。

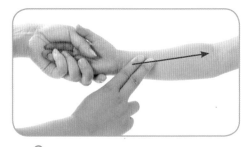

2 **清天河水：** 天河水在前臂掌侧正中，用食指和中指指面自孩子腕推向肘，推100~500次。

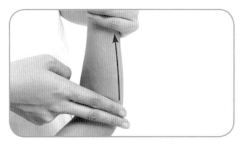

3 **推六腑：** 六腑在前臂靠小指一侧，用食指、中指指腹自孩子肘弯推至腕横纹，推300次。

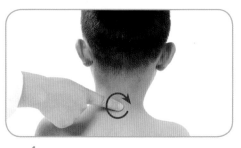

4 **揉大椎：** 大椎在第7颈椎下凹陷中，用食指指腹揉50~100次。

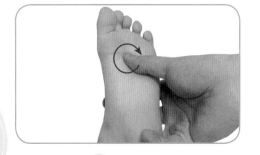

5 **按揉涌泉：** 涌泉在脚掌前1/3与中1/3交界处的凹陷中，用拇指指腹按揉200次。

风疹

Tips

孩子一旦出了疹子，5日内不要出门；要在阳光下暴晒孩子的被褥1~2小时；给孩子吃小米粥等清淡食物，多喝水。如果孩子高热持久不退，一定要及时就医。

腮腺炎

　　流行性腮腺炎，俗称"痄腮"。一年四季均可能发病，但以春季多见，4~15岁的儿童发病率较高。本病的潜伏期为7天，传染性较强，常在幼儿园和学校中流行。按摩治疗以疏风清热、散结消肿为主。

小儿腮腺炎的基本按摩手法

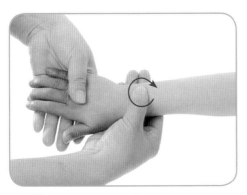

1 **揉外关**：外关穴在腕背横纹上2寸处，桡骨与尺骨之间的凹陷中。一只手固定孩子手部，另一只手用拇指指腹按揉孩子外关穴，以局部透热为度。

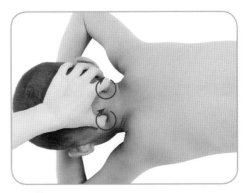

2 **拿风池**：风池在项部，枕骨之下，与风府相平，胸锁乳突肌与斜方肌之间凹陷中。用拇指、食指和中指相对用力，提拿风池5~10下。

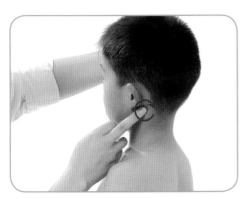

3 **按揉翳风**：翳风在耳垂后方，乳突与下颌角之间的凹陷处。用中指指腹顺时针按揉，揉30次。

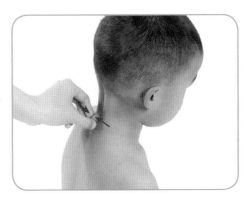

4 **捏挤大椎**：大椎在第7颈椎下凹陷中，用拇指、食指相对捏挤大椎穴20次。

食欲不振型的按摩手法

体质特征：高热头痛、食欲不振、烦躁口渴、精神萎靡。
按摩手法：在基本按摩手法基础上加按以下穴位。

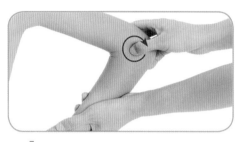

1 按揉曲池：曲池在肘窝桡侧横纹头至肱骨外上髁中点。用拇指指端揉50~100次。

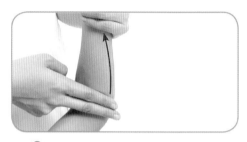

2 推六腑：六腑在前臂靠小指一侧，用食指、中指指腹自孩子肘弯推至腕横纹，推300次。

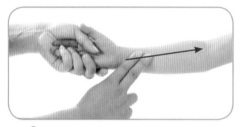

3 清天河水：天河水在前臂掌侧正中，用食指和中指指面自孩子腕推向肘，推100~500次。

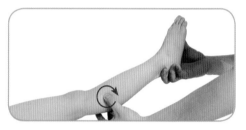

4 按揉足三里：足三里在外膝眼下3寸，胫骨旁开1寸。用拇指指腹揉50~100次。

感冒型的按摩手法

体质特征：发热头痛、轻微咳嗽。
按摩手法：在基本按摩手法基础上加按以下穴位。

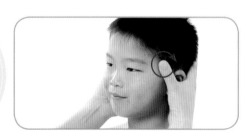

1 揉太阳：太阳穴在眉梢与目外眦之间，向后约1寸凹陷处。用双手拇指指端揉30~50次。

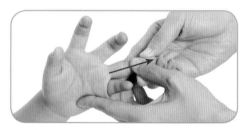

2 清肺经：用拇指指腹从孩子无名指指根推向指尖，推200次。

腮腺炎

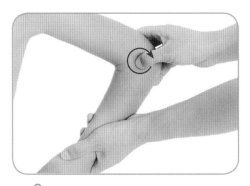

3 **按揉曲池**：曲池在肘窝桡侧横纹头至肱骨外上髁中点。用拇指指端揉50~100次。

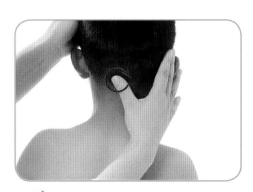

4 **按揉风府**：风府在项部，后发际正中直上1寸。用拇指指腹按在风府穴上，分别以顺时针、逆时针方向按揉，力度逐渐加重，揉50~100次。

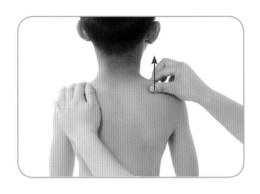

5 **拿肩井**：肩井在肩上，当大椎与肩峰端连线的中点上。用拇指与食指、中指对称用力提拿3~5次。

睾丸肿胀型的按摩手法

体质特征：伴有睾丸一侧或双侧肿胀疼痛。
按摩手法：先要及时就医，然后再配合按摩。

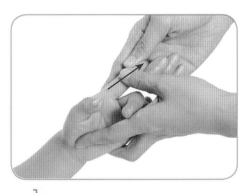

1 **清肝经**：用拇指指腹从孩子食指指根直推至指尖，推200次。

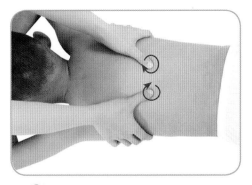

2 **揉肝俞**：肝俞在第9胸椎棘突下，旁开1.5寸，用双手拇指指端揉50~100次。

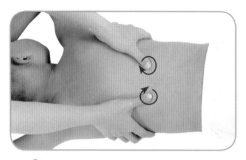

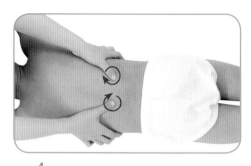

3 揉胆俞：胆俞在第10胸椎棘突下，旁开1.5寸，左右各一穴。用双手拇指指腹按在穴位上，顺时针按揉50~100次。

4 揉肾俞：肾俞在第2腰椎棘突下，旁开1.5寸，用双手拇指指端揉50~100次。

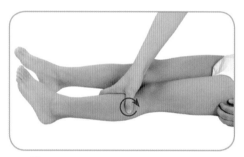

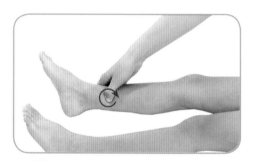

5 按揉阳陵泉：阳陵泉在小腿外侧，当腓骨小头前下方凹陷处。用拇指指腹按住穴位，顺时针按揉100~200次。

6 按揉三阴交：三阴交在内踝尖直上3寸，胫骨后缘凹陷中。用拇指指端按3~5次，揉20~30次。

Tips

　　患病的孩子应卧床休息，多喝开水。尽量给孩子吃有营养的流质或半流质食物，过8~10天病情好转后，改为较清淡的软饭，每次饭后用盐水漱口。
　　流行性腮腺炎的传染性很强，孩子患病后，不宜去幼儿园或学校，以免传染他人。

腮腺炎

口腔溃疡

　　口腔溃疡又称口疮，是指牙龈、舌、两颊和上颚等处出现淡黄色或灰白色的溃疡。口腔溃疡是一种非常常见的口腔疾病，经常反复发作，有溃疡的地方通常灼热、疼痛，严重的会影响孩子进食。

　　中医认为，口腔溃疡是感受外邪，风热乘脾或心脾积热或素体虚弱，虚火上炎所致。按摩治疗以滋阴补肾，除湿热、导积滞为主。

小儿口腔溃疡的基本按摩手法

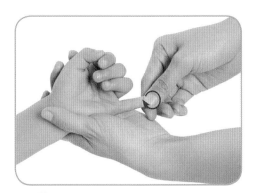

1 **补肾经：** 用拇指指腹旋推孩子小指末节罗纹面200次。

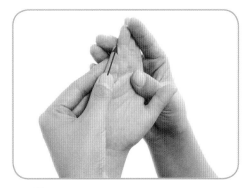

2 **清小肠经：** 用拇指指腹沿小指外侧缘自指根向指尖直线推动200次。

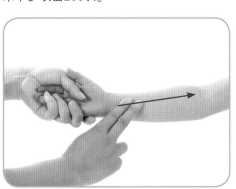

3 **清天河水：** 天河水在前臂掌侧正中，用食指和中指指面自孩子腕推向肘，推100~500次。

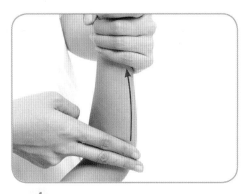

4 **推六腑：** 六腑在前臂靠小指一侧，用食指、中指指腹自孩子肘弯推至腕横纹，推300次。

虚火上炎型的按摩手法

体质特征: 两颧发红、身体消瘦、口干、口臭不明显、舌红苔少。
按摩手法: 在基本按摩手法基础上加按以下穴位。

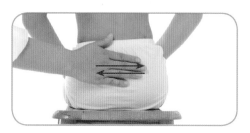

1 **横擦肾俞:** 横擦腰骶部,用手掌横擦腰骶部,以透热为度。

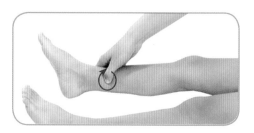

2 **按揉三阴交:** 三阴交在内踝尖直上3寸,胫骨后缘凹陷中。用拇指指端按3~5次,揉20~30次。

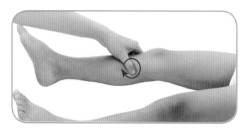

3 **按揉阴陵泉:** 阴陵泉在小腿内侧,当胫骨内侧髁后下方凹陷处。用拇指指端按揉50~100次。

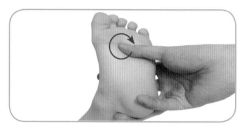

4 **按揉涌泉:** 涌泉在脚掌前1/3与中1/3交界处的凹陷中,用拇指指腹按揉200次。

心脾积热型的按摩手法

体质特征: 便秘、口臭、流口水、舌红苔黄。
按摩手法: 在基本按摩手法基础上加按以下穴位。

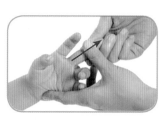

1 **清心经:** 用拇指指腹从孩子中指指根推向指尖,推200次。

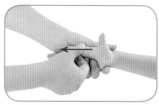

2 **清大肠经:** 用拇指指腹由虎口推至食指指尖,推200次。

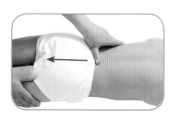

3 **下推七节骨:** 七节骨在第4腰椎至尾椎骨端(长强穴)成一直线,用拇指指腹自上向下推,推300次。

口腔溃疡

中耳炎

由于孩子耳道宽而平直，容易被脏东西侵入，从而发生感染，风热侵袭、肝胆湿热也会引起中耳炎，当耳膜穿孔流脓后，症状会逐渐减轻，这时极容易转为慢性中耳炎，表现为听力减退、耳朵反复流脓等。按摩治疗以清热解毒为主。

小儿中耳炎的基本按摩手法

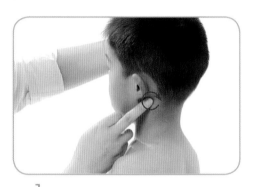

1 **按揉翳风**：翳风在耳垂后方，乳突与下颌角之间的凹陷处。用中指指腹揉30次。

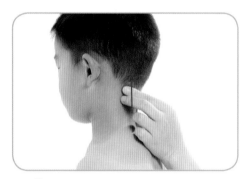

2 **拿风池**：风池在项部，枕骨之下，与风府相平，胸锁乳突肌与斜方肌之间凹陷中。用拇指、食指和中指相对用力，提拿风池5~10下。

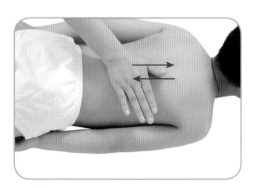

3 **推脊柱**：让孩子俯卧，用掌根直推孩子脊柱两侧，重点推肾俞穴，反复操作2分钟。

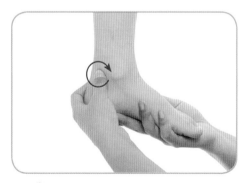

4 **按揉太溪**：太溪在足内侧，内踝后方，当内踝尖与跟腱之间的凹陷处。用拇指指端按揉100~200次。

体质特征：脓多且稠并有腥臭味、伴发热、便秘、口苦喉咙干、舌红苔黄等。

按摩手法：在基本按摩手法基础上加按以下穴位。

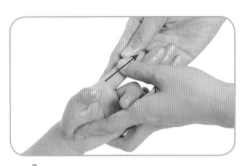

1 **清肝经：**用拇指指腹从孩子食指指根直推至指尖，推200次。

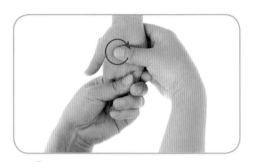

2 **揉内劳宫：**内劳宫在掌心，握拳时中指、无名指指尖所在之处中点。用一手拇指指腹按压在内劳宫上，以顺时针方向揉按100次。

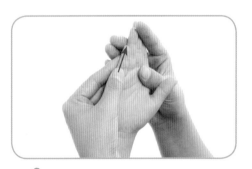

3 **清小肠经：**用拇指指腹沿小指外侧缘自指根向指尖直线推动200次。

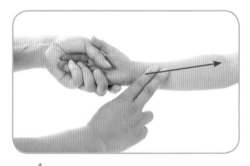

4 **清天河水：**天河水在前臂掌侧正中，用食指和中指指面自孩子腕推向肘，推100~500次。

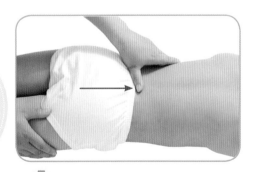

5 **下推七节骨：**七节骨在第4腰椎至尾椎骨端（长强穴）成一直线，用拇指指腹自上向下推，推100次。

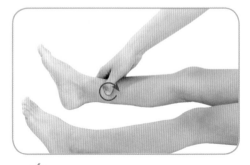

6 **按揉三阴交：**三阴交在内踝尖直上3寸，胫骨后缘凹陷中。用拇指指端按3~5次，揉20~30次。

中耳炎

体质特征： 有针刺感或者跳痛感，伴有发热、头痛、怕冷等。

按摩手法： 在基本按摩手法基础上加按以下穴位。

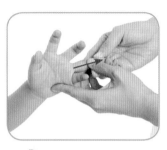

1 清肺经： 用拇指指腹从孩子无名指指根推向指尖，推200次。

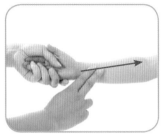

2 清天河水： 天河水在前臂掌侧正中，用食指和中指指面自孩子腕推向肘，推100~500次。

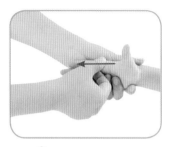

3 清大肠经： 用拇指指腹由虎口推至食指指尖，推200次。

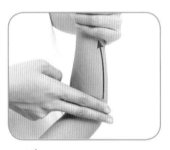

4 推六腑： 六腑在前臂靠小指一侧，用食指、中指指腹自孩子肘弯推至腕横纹，推300次。

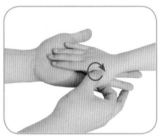

5 揉合谷： 合谷在虎口上，第一、二掌骨间凹陷处，以拇指指端揉200次。

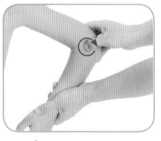

6 按揉曲池： 曲池在肘窝桡侧横纹头至肱骨外上髁中点。用拇指指端揉50~100次。

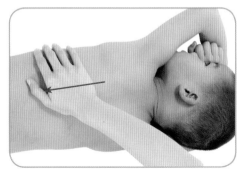

7 搓擦背部： 让孩子俯卧，用掌从上而下搓擦孩子背部，反复操作以透热为度。

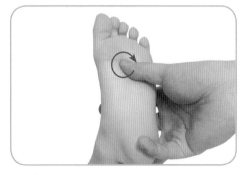

8 按揉涌泉： 涌泉在脚掌前1/3与中1/3交界处的凹陷中，用拇指指腹按揉200次。

肝肾阴虚型的按摩手法

体质特征： 此类型多半是已经转变成慢性中耳炎了。具体表现为脓液稀薄、时流时止、脸色淡白、听力减退等。

按摩手法： 在基本按摩手法基础上加按以下穴位。

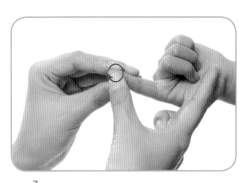

1 **补肝经：** 用拇指指腹旋推孩子食指末节罗纹面100次。

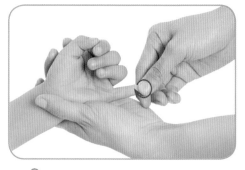

2 **补肾经：** 用拇指指腹旋推孩子小指末节罗纹面200次。

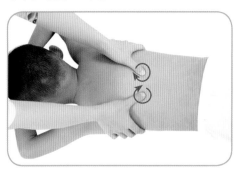

3 **揉肝俞：** 肝俞在第9胸椎棘突下，旁开1.5寸，用双手拇指指端揉50~100次。

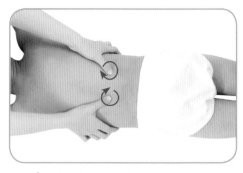

4 **揉肾俞：** 肾俞在第2腰椎棘突下，旁开1.5寸，用双手拇指指端揉50~100次。

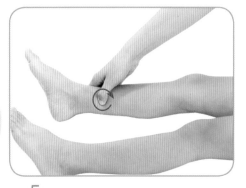

5 **按揉三阴交：** 三阴交在内踝尖直上3寸，胫骨后缘凹陷中。用拇指指端按3~5次，揉20~30次。

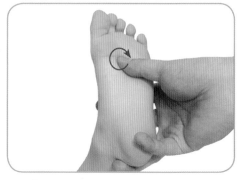

6 **按揉涌泉：** 涌泉在脚掌前1/3与中1/3交界处的凹陷中，用拇指指腹按揉200次。

中耳炎

近 视

近视是以看近物清楚而看远物模糊为特征的眼病，中医称"能近怯远症"，病因多由先天禀赋不足，后天发育失常，用眼不当，或五脏精气不足等全身因素影响。按摩治疗以补肾补脾，补气血为主，并辅以清热驱毒。

小儿近视的基本按摩手法

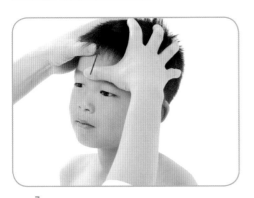

1 **开天门：**天门穴在两眉头连线中点至前发际成一直线，即额头的正中线。用两手拇指在额头正中线自下而上交替做直线推动，推30~50下。

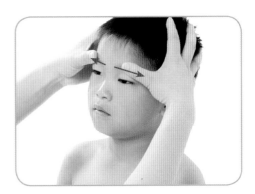

2 **推坎宫：**坎宫自眉头起，沿眉毛向眉梢成一横线。用双手拇指自眉心向眉梢方向推动，以眉心微微发红为度，推200次。

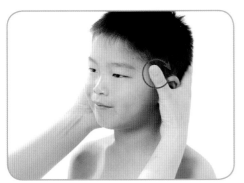

3 **揉太阳：**眉梢与目外眦之间，向后约1寸凹陷处。用双手拇指指端揉30~50次。

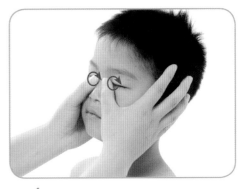

4 **按揉睛明：**睛明在目内眦稍上方凹陷处。用拇指指腹按揉30~50次。

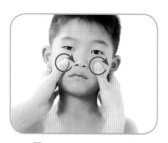 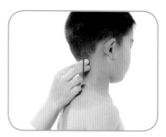 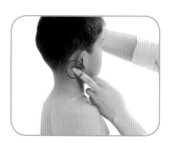

5 **按揉四白**：四白在瞳孔直下，当眶下孔凹陷中。用拇指指腹按揉30~50次。

6 **拿风池**：风池在项部，枕骨之下，与风府相平，胸锁乳突肌与斜方肌之间凹陷中。用拇指、食指和中指相对用力，提拿风池5~10次。

7 **按揉翳风**：翳风在耳垂后方，乳突与下颌角之间的凹陷处。用中指指腹按30次。

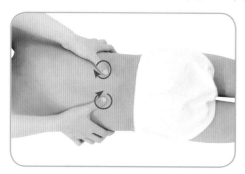 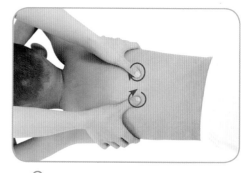

8 **揉肾俞**：肾俞在第2腰椎棘突下，旁开1.5寸，用双手拇指指端揉50~100次。

9 **揉肝俞**：肝俞在第9胸椎棘突下，旁开1.5寸，用双手拇指指端揉50~100次。

脾胃虚弱型的按摩手法

体质特征：此类型近视的孩子体质较差，脾胃虚弱。
按摩手法：在基本按摩手法基础上加按以下穴位。

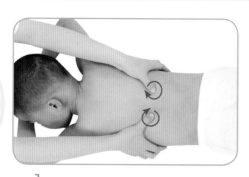 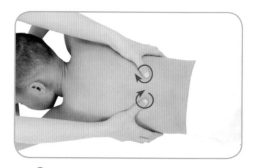

1 **揉脾俞**：脾俞在第11胸椎棘突下，旁开1.5寸，用双手拇指指端揉50~100次。

2 **揉胃俞**：胃俞在第12胸椎棘突下，旁开1.5寸，用双手拇指指端揉50~100次。

近视

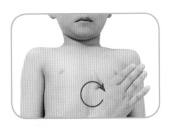

3 **揉中脘：**中脘在上腹部，前正中线上，脐上4寸，用掌根按揉100~300次。

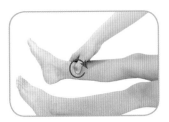

4 **按揉三阴交：**三阴交在内踝尖直上3寸，胫骨后缘凹陷中。用拇指指端按3~5次，揉20~30次。

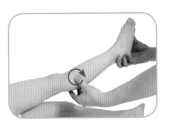

5 **按揉足三里：**足三里在外膝眼下3寸，胫骨旁开1寸。用拇指指腹揉50~100次。

眼眶胀痛型的按摩手法

体质特征：此类型近视的孩子双眼干涩、眼眶胀痛。

按摩手法：在基本按摩手法基础上加按以下穴位。

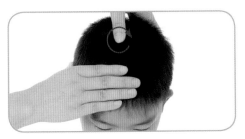

1 **按揉百会：**百会在头顶正中线与两耳尖连线的交会处，后发际正中直上7寸。用拇指指腹按揉1分钟。

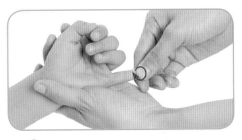

2 **补肾经：**用拇指指腹旋推孩子小指末节罗纹面200次。

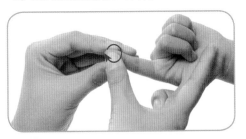

3 **补肝经：**用拇指指腹旋推孩子食指末节罗纹面100次。

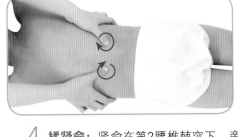

4 **揉肾俞：**肾俞在第2腰椎棘突下，旁开1.5寸，用双手拇指指端揉50~100次。

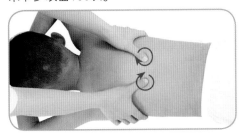

5 **揉肝俞：**肝俞在第9胸椎棘突下，旁开1.5寸，用双手拇指指端揉50~100次。

佝偻病

　　佝偻病全称维生素D缺乏性佝偻病，是体内维生素D缺乏，引发钙、磷代谢失常导致的慢性疾病，主要表现有烦躁、夜啼、多汗、肌肉松弛、方颅、囟门晚闭，甚至鸡胸、肋骨外翻、下肢弯曲等。在中医学中，佝偻病与无软、五迟、夜啼、盗汗、龟背、鸡胸等诸多病症有关。究其原因，与先天不足和后天失养均有关系。按摩治疗以健脾胃、补气血、补肾益脑、温养下元为主。

小儿佝偻病的基本按摩手法

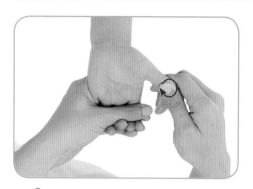

1 补脾经： 用拇指指腹旋推孩子拇指末节罗纹面200次。

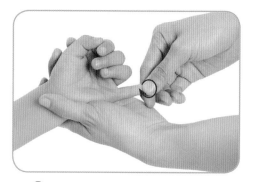

2 补肾经： 用拇指指腹旋推孩子小指末节罗纹面200次。

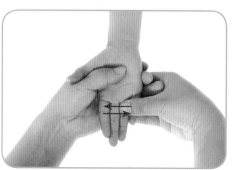

3 推四横纹： 掌面食指、中指、无名指、小指第一指间关节横纹处。孩子四指并拢，按摩者用拇指指腹在穴位上横向来回直推，推50次。

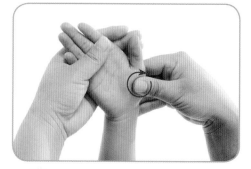

4 揉板门： 用拇指指面揉孩子手掌大鱼际100~300次。

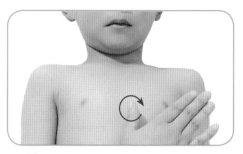

5 **揉中脘**：中脘在上腹部，前正中线上，脐上4寸，用掌根按揉100~300次。

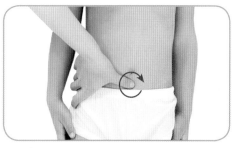

6 **按揉气海**：气海在下腹部，前正中线上，脐下1.5寸。用拇指指端揉按100~200次。

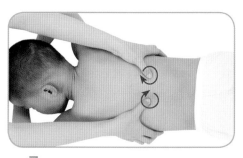

7 **揉脾俞**：脾俞在第11胸椎棘突下，旁开1.5寸，用双手拇指指端揉50~100次。

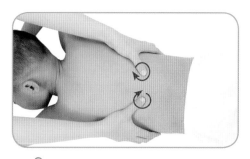

8 **揉胃俞**：胃俞在第12胸椎棘突下，旁开1.5寸，用双手拇指指端揉 50~100次。

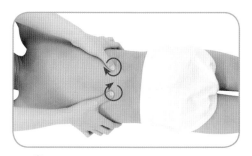

9 **揉肾俞**：肾俞在第2腰椎棘突下，旁开1.5寸，用双手拇指指端揉50~100次。

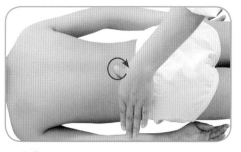

10 **按揉命门**：命门穴在第2腰椎与第3腰椎棘突之间。用拇指指端揉按50~100次。

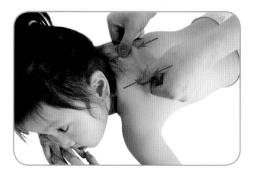

11 **捏脊**：双手食指半屈，用食指中节靠拇指的侧面，抵在孩子的尾骨处，拇指与食指相对用力，沿脊柱两侧自龟尾向上边推边捏边放，一直推到大椎穴。每捏3下将背部皮肤提1下，提捏5遍。

盗汗型的按摩手法

体质特征：**伴有自汗或盗汗症状。**
按摩手法：**在基本按摩手法基础上加按以下穴位。**

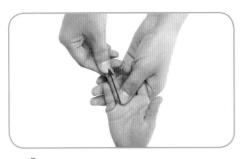

1 **补肺经：**用拇指指腹旋推孩子无名指末节罗纹面200次。

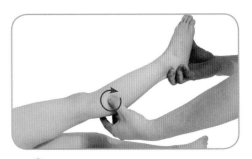

2 **按揉足三里：**足三里在外膝眼下3寸，胫骨旁开1寸。用拇指指腹揉50~100次。

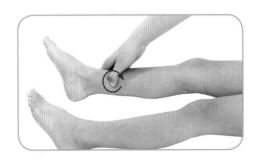

3 **按揉三阴交：**三阴交在内踝尖直上3寸，胫骨后缘凹陷中。用拇指指端按3~5次，揉20~30次。

睡眠不安型的按摩手法

体质特征：**睡眠质量较差，并伴有烦躁不安。**
按摩手法：**在基本按摩手法基础上加按以下穴位。**

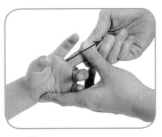

1 **清心经：**用拇指指腹从孩子中指指根推向指尖，推200次。

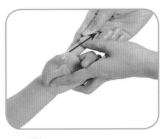

2 **清肝经：**用拇指指腹从孩子食指指根直推至指尖，推200次。

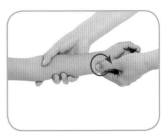

3 **按揉神门：**神门在腕部，在小指对应的腕横纹凹陷处。用拇指指端按揉100次。

佝偻病

174

腹泻型的按摩手法

体质特征：**腹泻是此类型佝偻病孩子的最大伴症。**

按摩手法：**在基本按摩手法基础上加按以下穴位。**

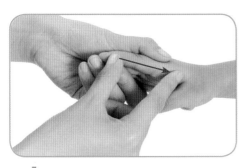

1 **补大肠经：**大肠经在食指外侧缘末节，用拇指指腹由指尖推至虎口100次。

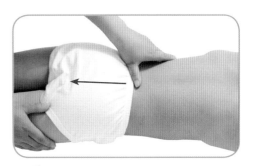

2 **下推七节骨：**七节骨在第4腰椎至尾椎骨端（长强穴）成一直线，用拇指指腹自上向下推，推200次。

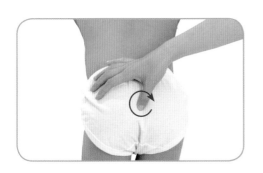

3 **揉龟尾：**龟尾在尾骨端下0.5寸，当尾骨端与肛门连线的中点处。用拇指指端揉100次。

Tips

除了进行经络按摩，父母别忘记让孩子多晒晒太阳，从而有利于孩子骨骼的生长。在夏季时间最好选择在早上10点之前或者下午3点之后，以防止过强的紫外线给孩子带来伤害。佝偻病的病因是缺乏维生素D，并不是缺钙，只补充钙剂并无效果，不要盲目补钙。

鹅口疮

鹅口疮又名雪口，以口腔、舌头上散在或布满白屑为特征，好发于婴儿，尤其是新生儿及体质较弱的小婴儿。中医认为，鹅口疮为热邪熏灼口腔，感受秽毒所致，有虚实之分。实证由心脾积热引起，虚证则是虚火上炎所致。按摩治疗以清热解毒为主。

鹅口疮的基本按摩手法

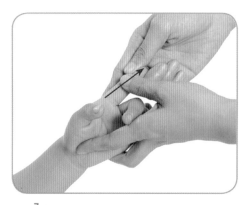

1 **清肝经：** 用拇指指腹从孩子食指指根直推至指尖，推200次。

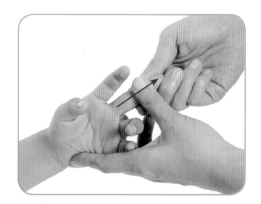

2 **清心经：** 用拇指指腹从孩子中指指根推向指根尖，推200次。

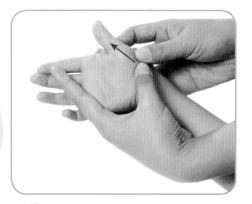

3 **清胃经：** 用拇指指腹自孩子掌根推至拇指根部，推100~300次。

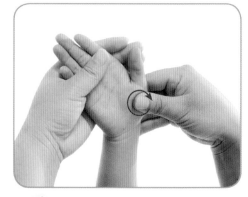

4 **揉板门：** 用拇指指面揉孩子手掌大鱼际100~300次。

鹅口疮

176

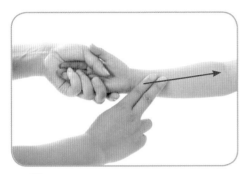

5 **清天河水**：天河水在前臂掌侧正中，用食指和中指指面自孩子腕推向肘，推100~500次。

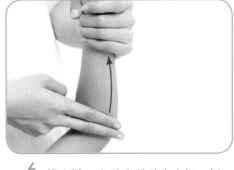

6 **推六腑**：六腑在前臂靠小指一侧，用食指、中指指腹自孩子肘弯推至腕横纹，推300次。

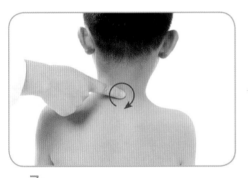

7 **揉大椎**：大椎在第7颈椎下凹陷中，用食指指腹揉50~100次。

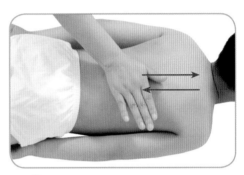

8 **推擦腰背部**：让孩子俯卧，父母用手掌蘸少许麻油，沿孩子脊柱两侧上下推擦背及腰部，以透热为度。

脾虚湿盛型的按摩手法

体质特征：嘴边有白屑，周围红晕色淡、身体消瘦、手脚冰凉、面色苍白。
按摩手法：在基本按摩手法基础上加按以下穴位。

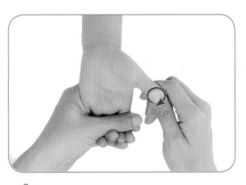

1 **补脾经**：用拇指指腹旋推孩子拇指末节罗纹面200次。

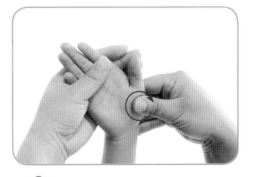

2 **揉板门**：用拇指指面揉孩子手掌大鱼际100~300次。

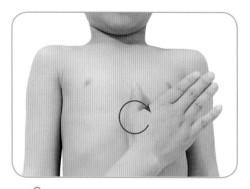

3 揉中脘：中脘在上腹部，前正中线上，脐上4寸，用掌根按揉100~300次。

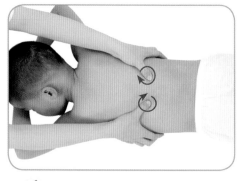

4 揉脾俞：脾俞在第11胸椎棘突下，旁开1.5寸，用双手拇指指端揉50~100次。

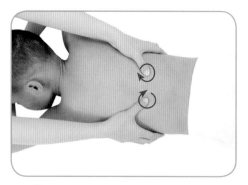

5 揉胃俞：胃俞在第12胸椎棘突下，旁开1.5寸，用双手拇指指端揉50~100次。

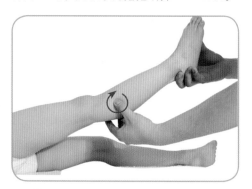

6 按揉足三里：足三里在外膝眼下3寸，胫骨旁开1寸。用拇指指腹揉50~100次。

心脾郁热型的按摩手法

体质特征：心烦口渴、面红口臭、大便干燥、小便短黄、舌苔发黄。
按摩手法：在基本按摩手法基础上加按以下穴位。

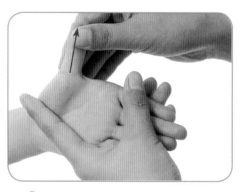

1 清脾经：用拇指指腹从孩子拇指指根推向指尖，推200次。

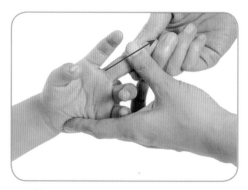

2 清心经：用拇指指腹从孩子中指指根推向指尖，推200次。

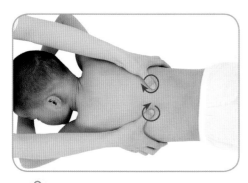

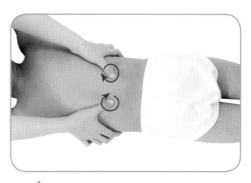

3 **揉脾俞**：脾俞在第11胸椎棘突下，旁开1.5寸，用双手拇指指端揉50~100次。

4 **揉肾俞**：肾俞在第2腰椎棘突下，旁开1.5寸，用双手拇指指端揉50~100次。

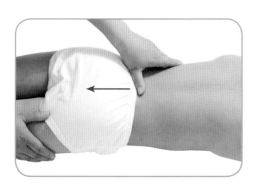

5 **下推七节骨**：七节骨在第4腰椎至尾椎骨端（长强穴）成一直线，用拇指指腹自上向下推，推300次。

健康小偏方

双黄连含漱：取金银花、黄连、甘草各3克~5克，煎汤，每次10毫升含漱，每日3次。

舌舔皮炎

　　有的孩子由于嘴唇周围干燥，就经常用舌头来舔嘴唇周围的皮肤，可往往越舔越干，从而引起嘴唇周围的皮肤炎症，并出现小丘疹或者皲裂等皮肤问题，严重的还会形成色素沉着而影响外貌。一般情况下，经常舔嘴唇的孩子大部分为"内热"体质，比如，伴有大便干燥等体质特征。按摩治疗以清热解毒为主。

小儿舌舔皮炎的基本按摩手法

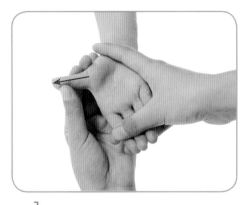

1 **清脾经**：用拇指指腹从孩子拇指指根推向指尖，推200次。

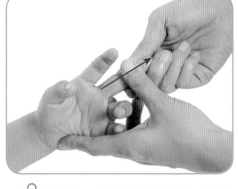

2 **清心经**：用拇指指腹从孩子中指指根推向指尖，推200次。

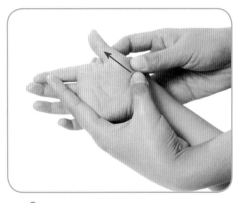

3 **清胃经**：用拇指指腹自孩子掌根推至拇指根部，推100~300次。

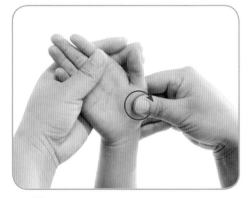

4 **揉板门**：用拇指指面揉孩子手掌大鱼际100~300次。

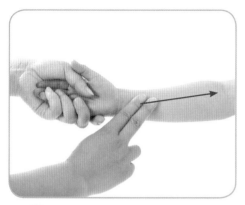

5 **清天河水**：天河水在前臂掌侧正中，用食指和中指指面自孩子腕推向肘，推100~500次。

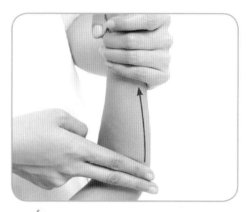

6 **推六腑**：六腑在前臂靠小指一侧，用食指、中指指腹自孩子肘弯推至腕横纹，推300次。

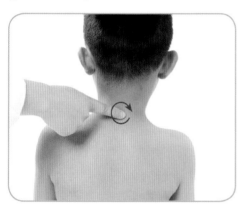

7 **揉大椎**：大椎在第7颈椎下凹陷中，用食指指腹揉50~100次。

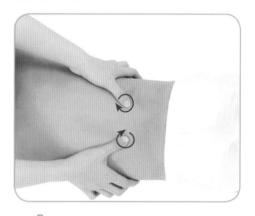

8 **揉肾俞**：肾俞在第2腰椎棘突下，旁开1.5寸，用双手拇指指端揉50~100次。

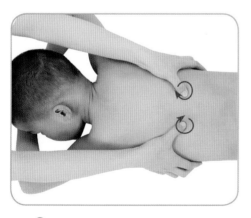

9 **揉脾俞**：脾俞在第11胸椎棘突下，旁开1.5寸，用双手拇指指端揉50~100次。

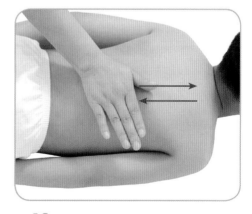

10 **推擦背部**：俯卧，沿脊柱两侧着力上下推擦背及腰部，以发热为度。

心气不足型的按摩手法

体质特征：**脸色发白、活动容易出汗、四肢发冷。**
按摩手法：**在基本按摩手法基础上加按以下穴位。**

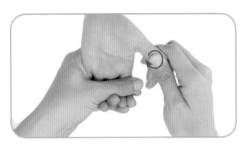

1 **补脾经：**用拇指指腹旋推孩子拇指
末节罗纹面200次。

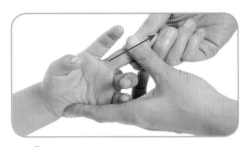

2 **清心经：**用拇指指腹从孩子中指指
根推向指尖，推200次。

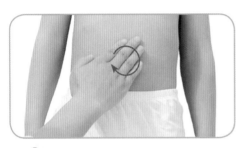

3 **摩腹：**用食指、中指和无名指指腹
顺时针摩动腹部100~200次。

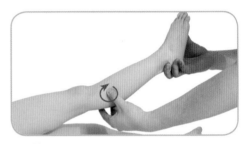

4 **按揉足三里：**足三里在外膝眼
下3寸，胫骨旁开1寸。用拇指指腹揉
50~100次。

体内有瘀血型的按摩手法

体质特征：**皮肤粗糙、嘴唇青紫、舌头发紫或者有瘀点。**
按摩手法：**在基本按摩手法基础上加按以下穴位。**

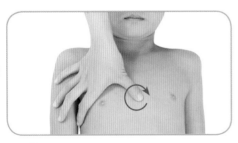

1 **揉膻中：**膻中在胸部，前正中线
上，两乳头连线的中点，用拇指指端按揉
100次。

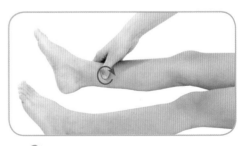

2 **按揉三阴交：**三阴交在内踝尖直上
3寸，胫骨后缘凹陷中。用拇指指端按3~5
次，揉20~30次。

舌舔皮炎

体质特征： 此类型孩子大多体胖乏力、睡眠不佳。
按摩手法： 在基本按摩手法基础上加按以下穴位。

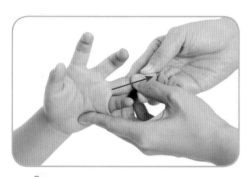

1 **清肺经：** 用拇指指腹从孩子无名指指根推向指尖，推200次。

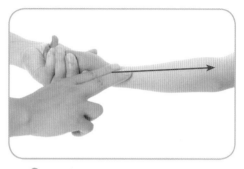

2 **推三关：** 三关在前臂靠拇指一侧，用食指、中指指腹从孩子腕推向肘，推100~300次。

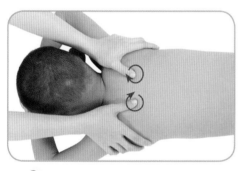

3 **揉肺俞：** 肺俞在第3胸椎棘突下，旁开1.5寸。用双手拇指端揉50~100次。

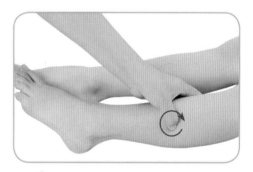

4 **按揉丰隆：** 丰隆在外踝尖上8寸，胫骨外侧1.5寸，胫腓骨之间。用拇指指端揉20~40次。

Tips

给孩子进行按摩的时候，可内服一些导滞丸，并纠正孩子舌舔的不良动作。

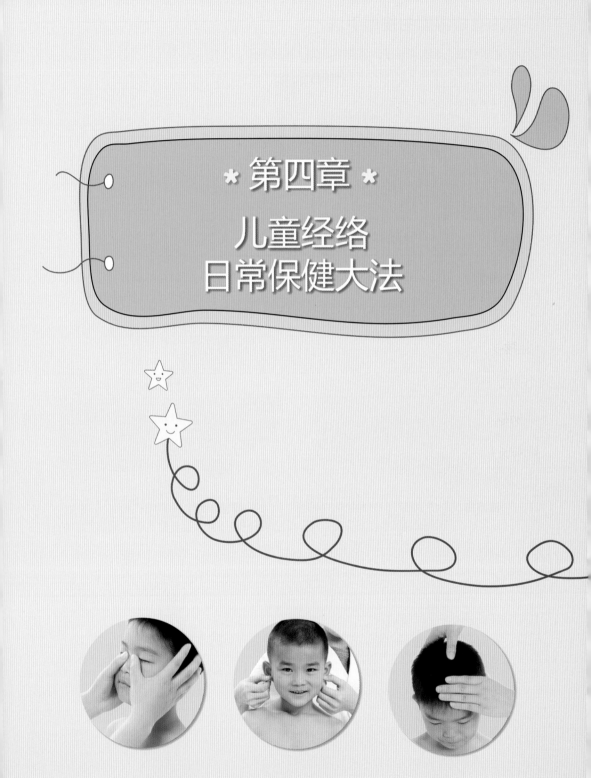

＊第四章＊

儿童经络
日常保健大法

春季养肝保健法

夏季养心保健法

秋季养肺保健法

冬季养肾保健法

健脾和胃保健法

让孩子长高保健法

预防近视眼部按摩法

预防感冒按摩法

缓解长牙不适按摩法

缓解生长疼痛按摩法

头部保健按摩法

胸腹保健按摩法

腰背保健按摩法

上肢保健按摩法

下肢保健按摩法

益智按摩法

安眠按摩法

春季养肝保健法

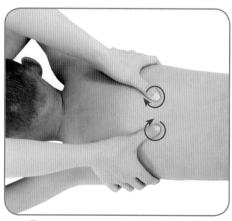

① **揉肝俞**：肝俞在第9胸椎棘突下，旁开1.5寸，用双手拇指指端揉 50~100次。肝俞是肝脏在背部的反应点，刺激此穴有利于提升肝脏活力，预防肝脏疾病的发生。

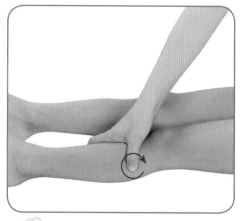

② **按揉阳陵泉**：阳陵泉在小腿外侧，当腓骨小头前下方凹陷处。用拇指指腹按住穴位，顺时针按揉100~200次。阳陵泉具有清热利湿、舒筋通络的功效。

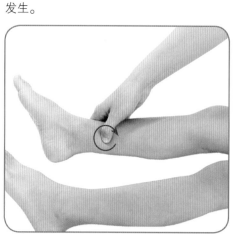

③ **按揉三阴交**：三阴交在内踝尖直上3寸，胫骨后缘凹陷中。用拇指指端按3~5次，揉20~30次。此穴是足部三条阴经交会处，具有通经活络、调和气血的功效。

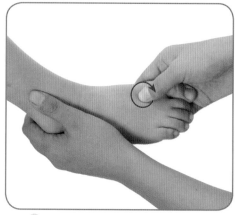

④ **按压太冲**：太冲在足背跖骨间隙的后方凹陷处，是肝经的原穴，具有疏肝养血、清利下焦的功效。

夏季养心保健法

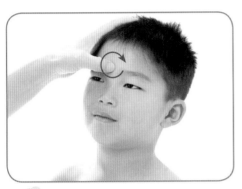

1 **揉印堂**：印堂在两眉内侧端连线中点处，用拇指指腹揉1分钟。

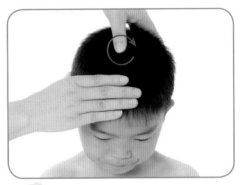

2 **按揉百会**：百会在头顶正中线与两耳尖连线的交会处，后发际正中直上7寸。用拇指指腹按揉1分钟。

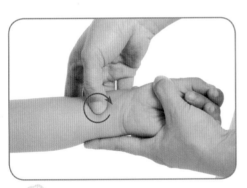

3 **按揉内关**：内关穴在腕横纹正中直上2横指，两筋之间。一只手握住孩子的手腕，用另一只手拇指指端揉50~100次。

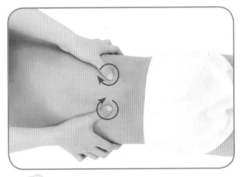

4 **揉肾俞**：肾俞在第2腰椎棘突下，旁开1.5寸，用双手拇指指端揉50~100次。

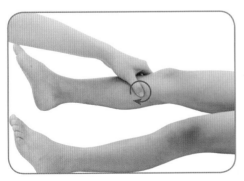

5 **按揉阴陵泉**：阴陵泉在小腿内侧，当胫骨内侧髁后下方凹陷处。用拇指指端按揉100次。

秋季养肺保健法

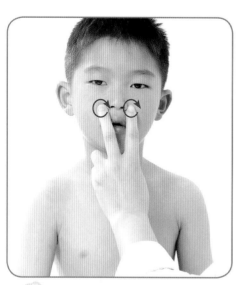

① **揉迎香：** 迎香位于鼻翼外缘旁开0.5寸，鼻唇沟凹陷中，用食指和中指指腹按揉1分钟。

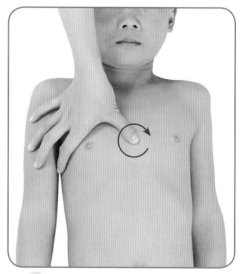

② **揉膻中：** 膻中在胸部，前正中线上，两乳头连线的中点，用拇指指端按揉100次。

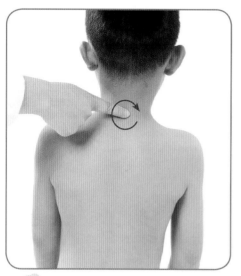

③ **按压大椎：** 大椎在第7颈椎棘突下凹陷中，用食指指腹按压1分钟。

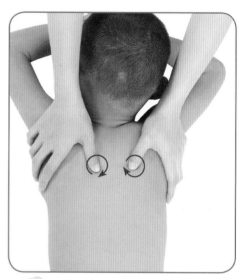

④ **揉肺俞：** 肺俞在第3胸椎棘突下，旁开1.5寸，用双手拇指指端揉50~100次。

冬季养肾保健法

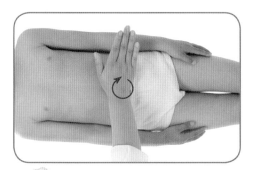

① **揉脐：**用手掌顺时针揉肚脐200次。

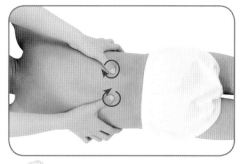

② **揉肾俞：**肾俞在第2腰椎棘突下，旁开1.5寸，用双手拇指指端揉50~100次。

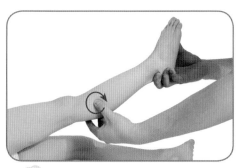

③ **按揉足三里：**足三里在外膝眼下3寸，胫骨旁开1寸。用拇指指腹揉50~100次。

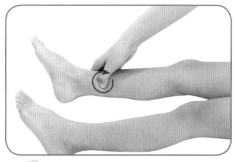

④ **按揉三阴交：**三阴交在内踝尖直上3寸，胫骨后缘凹陷中。用拇指指端按3~5次，揉20~30次。

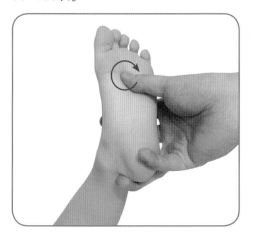

⑤ **按揉涌泉：**涌泉在脚掌前1/3与中1/3交界处的凹陷中，用拇指指腹按揉200次。

健脾和胃保健法

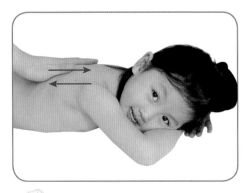

① 先用手掌把背部搓热，使肌肉放松。

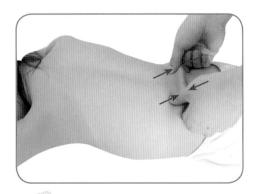

② 食指半屈，用双手食指中节靠拇指的侧面，抵在孩子的尾骨处；拇指前按，两指同时用力提拿皮肤，自下而上，双手交替捻动向前。

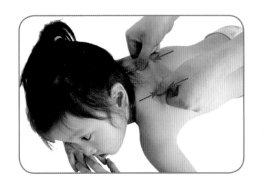

③ 两手交替，沿脊柱两侧自长强穴向上边推边捏边放，一直推到大椎穴。捏脊一般捏3~5遍，每捏3下将背部皮肤提1下，称为捏三提一法。

Tips

　　捏脊能很好地调节脏腑的生理功能，特别是对胃肠功能有很好的调节作用。捏脊可调理胃肠蠕动，促进消化吸收，提高人体抵抗力。
　　捏脊具有调阴阳、理气血、和脏腑、通经络、强健身体的作用。

让孩子长高保健法

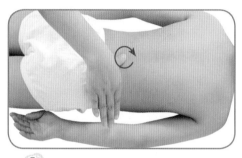

① **按揉命门：** 用拇指指端按揉命门1分钟。按揉命门能温肾助阳，有助孩子的身体发育。

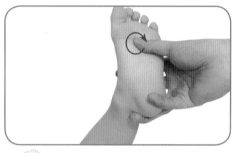

② **按揉涌泉：** 用拇指指腹按揉涌泉1分钟。涌泉是肾经上的第一穴，有补肾通络的作用，经常按摩有助提高免疫力，提高记忆力。

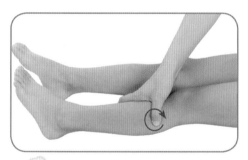

③ **按揉阳陵泉1分钟：** 阳陵泉在小腿外侧，当腓骨小头前下方凹陷处。用拇指指腹按揉穴位。

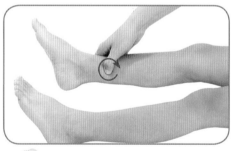

④ **按揉三阴交：** 三阴交在内踝尖直上3寸，胫骨后缘凹陷中。用拇指指端按3~5次，揉20~30次。

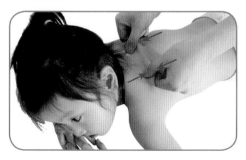

⑤ 双手交替，沿脊柱两侧自长强穴向上边推边捏边放，一直到大椎穴。反复捏3~5遍。

预防近视眼部按摩法

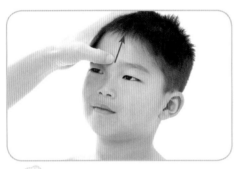

① **推印堂：** 拇指自印堂上推至前发际，两手交替操作30~50次。

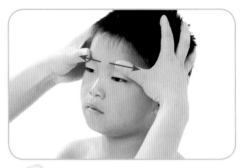

② **推坎宫：** 自额中向两侧分抹至太阳穴30~50次。太阳穴在眉梢与目外眦之间，向后约1寸凹陷处。

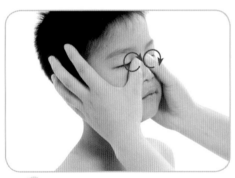

③ **按揉睛明50次：** 睛明在目内眦稍上方凹陷处。用双手拇指指腹按揉。

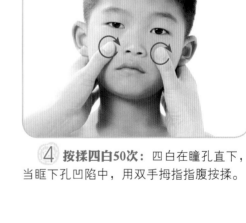

④ **按揉四白50次：** 四白在瞳孔直下，当眶下孔凹陷中，用双手拇指指腹按揉。

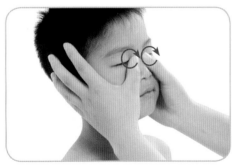

⑤ **按摩眼球20次：** 孩子闭上眼，按摩者用拇指指腹轻轻按揉眼球，然后再按揉眼周放松。

预防感冒按摩法

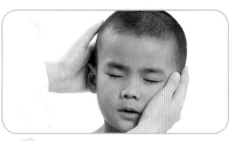

1 **顺时针、逆时针环摩面部各50次：** 两手掌快速互擦，以发烫为度。用擦烫的手按在孩子的前额上，先按顺时针方向环摩面部，再按逆时针方向环摩面部，使孩子面部有温热感。

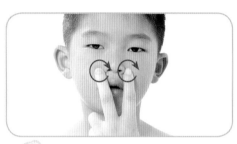

2 **推擦鼻子两侧：** 用食指和中指在孩子鼻子两侧做快速上下推擦，用力不要过重，以局部产生的热感向鼻腔内传导为度。

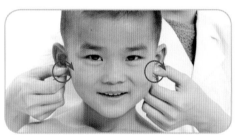

3 **搓揉耳垂1~3分钟：** 双手拇指和食指搓揉孩子双侧耳垂，反复操作，以耳垂发热为度。

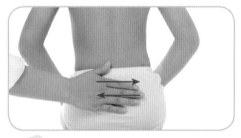

4 **全掌横擦孩子腰骶部：** 以透热为度。

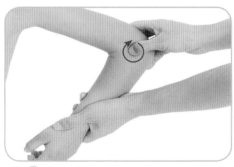

5 **揉曲池：** 曲池在肘窝桡侧横纹头至肱骨外上髁中点。用拇指指端揉50~100次。

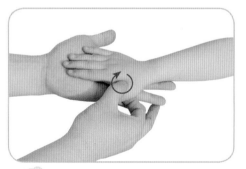

6 **揉合谷：** 合谷在虎口上，第一、二掌骨间凹陷处，以拇指指端揉200次。

　　以上手法要长期坚持才能达到远离感冒的目的，每天最少进行1次。

缓解长牙不适按摩法

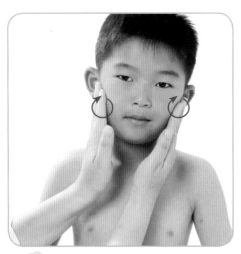

① **轻揉两颊1分钟：**由于脸颊部肌肉相对较薄，所以用力不能过大，在指下感觉凹陷处可多做揉动。

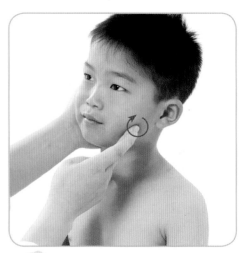

② **揉牙关1分钟：**牙关在下颌角前上方一横指，用力咬牙时，咬肌隆起处。治牙要穴，操作时先以中指指腹深按于穴位片刻，再以指腹轻揉结束。

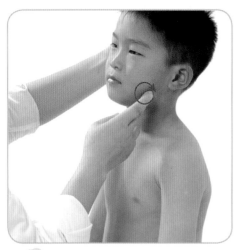

③ **揉颊车1分钟：**颊车在下颌角前上方约1寸处，当咀嚼时咬肌隆起，按在凹陷处。

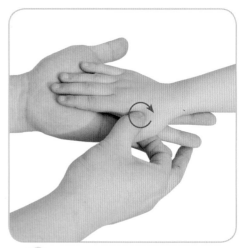

④ **揉合谷1分钟：**合谷在虎口上，第一、二掌骨间凹陷处，以拇指指腹揉。

缓解生长疼痛按摩法

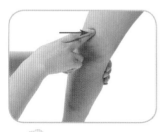

1 **点按鹤顶1分钟**：鹤顶在膝前区，髌底中点的上方凹陷中。

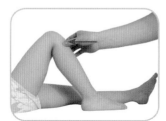

2 **点按膝眼1分钟**：屈膝，在髌韧带两侧凹陷处点按。

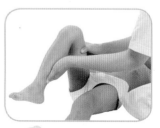

3 **活动膝关节**：膝关节活动以屈伸为主，动作要缓慢，幅度由小到大。

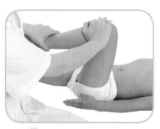

4 **活动髋关节**：髋关节活动以旋推为主，动作要缓慢，幅度由小到大。

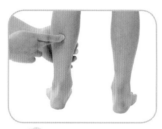

5 **点按承山1分钟**：承山在腓肠肌交界的尖端，人字形凹陷处。

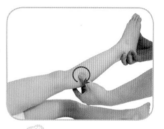

6 **按揉足三里**：足三里在外膝眼下3寸，胫骨旁开1寸。用拇指指腹揉50~100次。

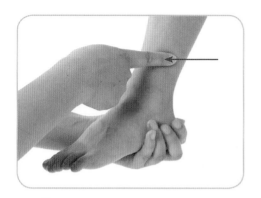

7 **点按悬钟1分钟**：悬钟位于小腿外侧，外踝高点上3寸，可通经活络，舒筋止痛，点穴要停留数秒，再以轻揉结束。

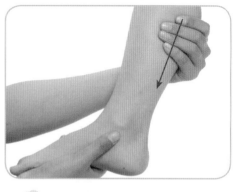

8 **揉拿下肢**：以五指拿法，自上而下先拿大腿后侧肌肉，每块肌肉拿数下再揉数下，一边拿一边移动，向下拿至足跟处，拿动时速度宜慢，不要滑脱。

头部保健按摩法

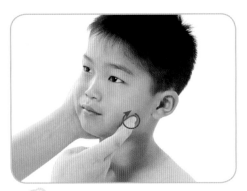

① 揉面颊1分钟：并指，用指腹轻揉孩子面颊，可以促进面部血液循环。

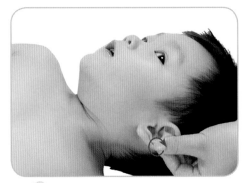

② 揉耳朵1分钟：食指、中指与拇指配合，三个指头一起揉捏孩子耳郭，使其有胀热感，可起到全身保健的作用。

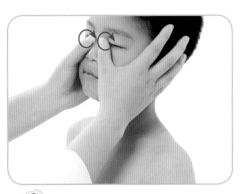

③ 揉眼周1分钟：让孩子闭上眼，以拇指在眼眶周围揉按。

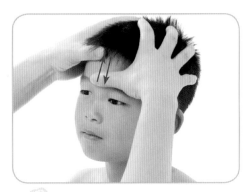

④ 开天门1分钟：用双手拇指自眉心交替直推至前发际。可安神醒脑、预防感冒。

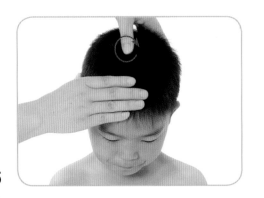

⑤ 按揉百会1分钟：百会在头顶正中线与两耳尖连线的交会处，后发际正中直上7寸。用拇指指腹按揉1分钟。按揉百会穴能促进身体各功能的平衡，醒脑健脑。

胸腹保健按摩法

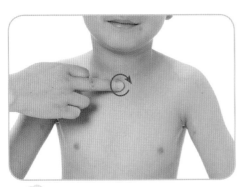

1 **按揉天突**：天突在前正中线上，胸骨切迹上缘正中凹陷中，用中指指腹按揉1分钟。

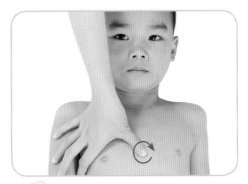

2 **按揉膻中**：膻中在胸部，前正中线上，两乳头连线的中点，用拇指指端按揉1分钟。

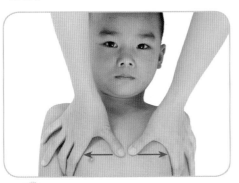

3 **分推膻中**：膻中在胸部，前正中线上，两乳头连线的中点，用双手拇指自胸骨切迹向下推至剑突，推100次。

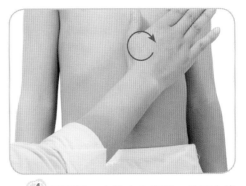

4 **揉中脘**：中脘在上腹部，前正中线上，脐上4寸，用掌根按揉100~300次。

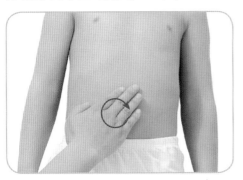

5 **摩揉胸腹部50次**：用全掌摩揉胸腹部，着力要轻柔。在肋间可改为用手指揉动。胸部重点揉胸骨，腹部重点揉肚脐周。轻摩胸腹部可使内脏平和舒缓，轻揉则可以促进胸腹部肌肉的生长。

腰背保健按摩法

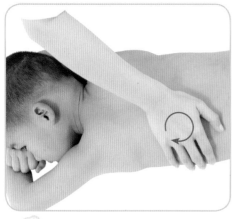

① **轻摩揉腰背部：**全掌接触皮肤，尽量对整个腰背部进行抚摸，揉动时用掌根或大鱼际着力，重点揉脊柱两旁1.5寸处。

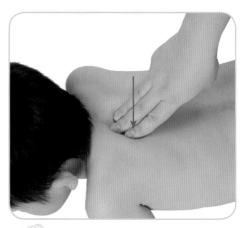

② **点按督脉：**食指、中指、无名指三指偏锋斜向上，稍用力，也可在点按的同时左右按动，但注意用力不要过大，点完后用全掌自上而下轻揉以放松，可激发阳气，提高抗病能力。

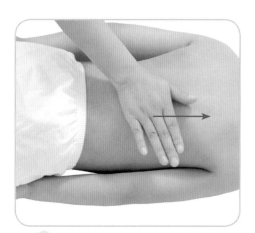

③ **推按脊柱：**由腰骶部开始自下而上，用掌根着力推按脊柱两侧肌肉，力度由轻到重，可以强壮脊柱，促进脊柱生长。

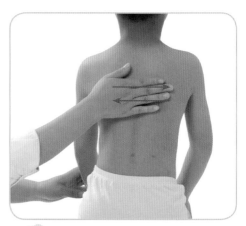

④ **横推背部：**全掌接触皮肤，不要离开，来回横推背部，推至背部发热。可有效预防感冒，感冒期间横推背部可以起到解表发汗的作用。

上肢保健按摩法

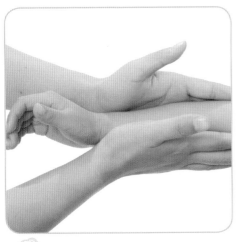

① **轻摩上肢100次：**双手掌紧贴皮肤按摩，不要发生跳动，可促进皮肤血液循环。

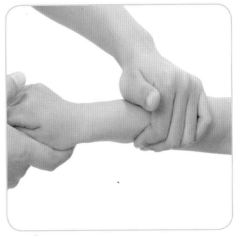

② **轻拿上肢100次：**以手掌和指腹着力拿起肌肉，稍做停留后还原，可促进上肢各肌群生长。

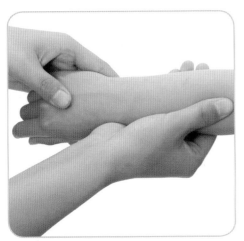

③ **指揉上肢100次：**以拇指指腹着力贴紧皮肤做顺时针或逆时针揉动，不要发生摩擦，可增强全身各脏腑功能。

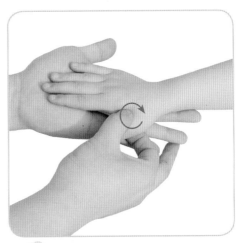

④ **揉合谷：**合谷在虎口上，第一、二掌骨间凹陷处，以拇指指端揉200次，可通经活络、镇静止痛。

下肢保健按摩法

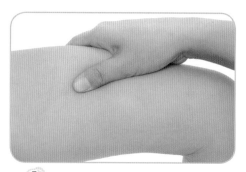

1 **轻拿大腿2分钟**：以手掌和指腹着力拿起大腿肌肉，不要滑脱。

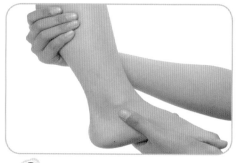

2 **轻拿小腿2分钟**：拿起小腿肌肉做轻度揉动，可促进生长发育，消除疲劳。

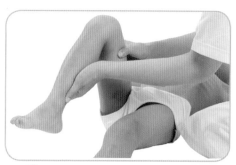

3 **活动膝关节1分钟**：膝关节活动以屈伸为主，整个动作要求缓慢，幅度由小到大，能促进关节发育。

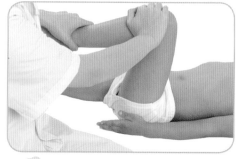

4 **活动髋关节**：髋关节以旋转为主，动作要求缓慢，幅度由小到大，能促进下肢发育。

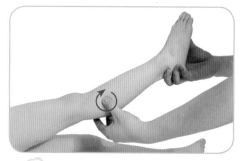

5 **按揉足三里**：足三里在外膝眼下3寸，胫骨旁开1寸，用拇指指腹揉50~100次。有理脾胃、调气血、补虚弱的功效。

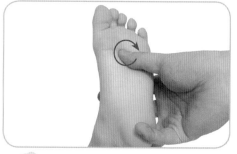

6 **按揉涌泉**：涌泉在脚掌前1/3与中1/3交界处的凹陷中，用拇指指腹按揉50次。

益智按摩法

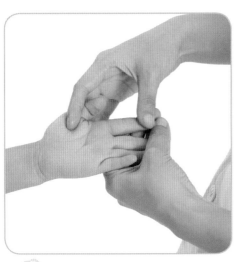

① **推五经**：用拇指指腹旋推孩子五指指腹，每个指腹旋推30~50次。

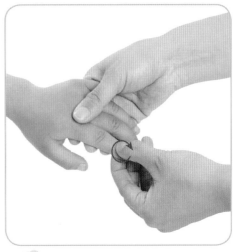

② **捻手指**：拇指与食指和中指配合捻挤每一根手指，从指尖向指根方向反复捻挤。

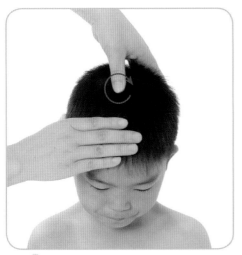

③ **揉百会**：百会在头顶正中线与两耳尖连线的交会处，后发际正中直上7寸。用拇指指腹或掌心按揉1分钟。有醒神开窍的作用。

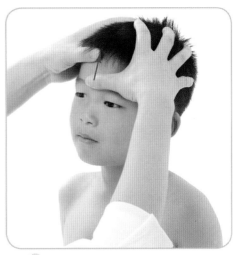

④ **开天门**：双手拇指自眉心交替直推至前发际，推3分钟。有镇静安神的作用。

安眠按摩法

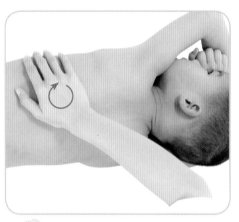

① **揉背部3分钟：** 孩子的背部中线旁开1.5寸处，分布着足太阳膀胱经的重要穴位，如肺俞、心俞、胆俞、脾俞、胃俞，经常为孩子按揉可以调整孩子的脏腑功能。

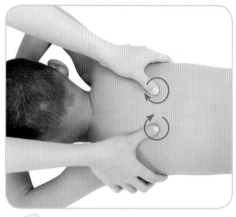

② **揉心俞：** 心俞在第5胸椎棘突下，旁开1.5寸，用双手拇指指端揉 50~100次。

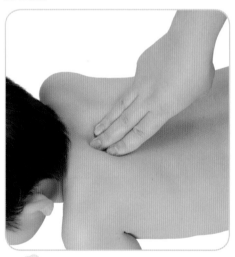

③ **揉督脉3分钟：** 食指、中指和无名指并拢自上而下揉督脉，再用掌自上而下抚摩。孩子的脊柱贯穿着调节阴阳的重要经脉——督脉，决定着孩子体质的强弱。脊柱健康，阳气得以通畅，孩子才会健康。

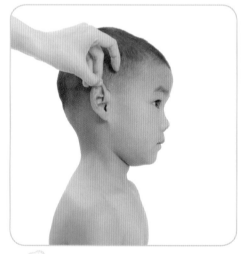

④ **提耳朵、拉耳垂各30次：** 提耳朵或拉耳垂时，拇指和食指配合拿稳不要滑脱，尽量向上或向下提拉，使耳郭部感到有较强的胀热感。

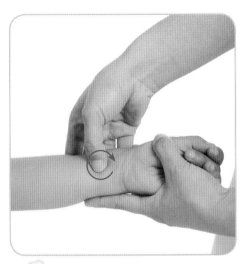 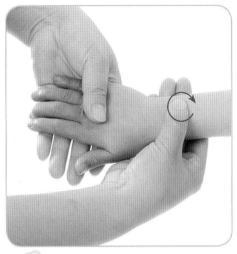

5 **按揉内关**：内关穴在腕横纹正中直上2横指，两筋之间。一只手握住孩子的手腕，用另一只手拇指指端揉50次。

6 **按揉外关**：外关穴在腕背横纹上2寸，尺骨与桡骨之间。一只手握住孩子的手腕，用另一只手拇指指端揉50次。

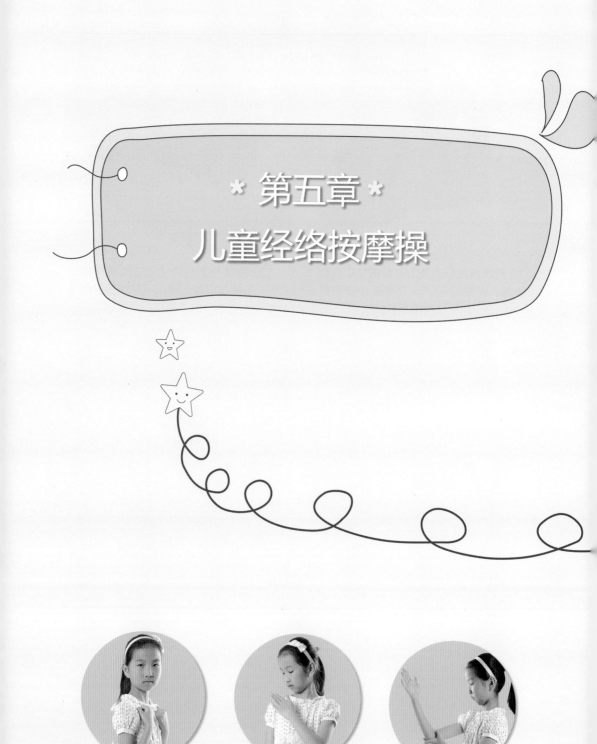

* 第五章 *
儿童经络按摩操

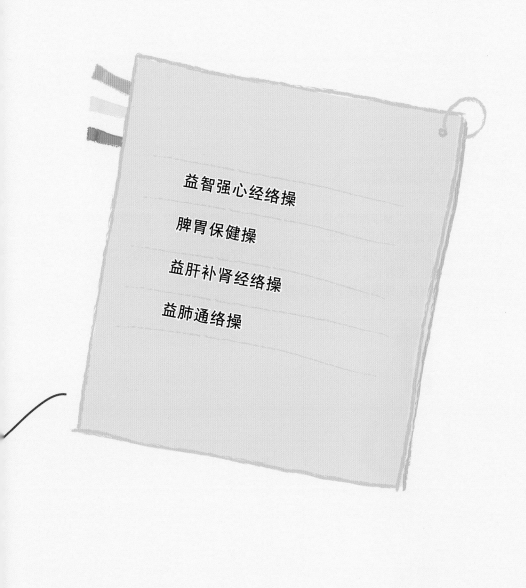

益智强心经络操

脾胃保健操

益肝补肾经络操

益肺通络操

益智强心经络操

益智强心经络操共六节，3～5分钟做完。直接涉及儿童身体上四条经脉上的八个腧穴。可以调节儿童神经系统、心血管系统的功能，还可提高中枢神经系统及内脏器官的功能，达到益智强心，增进儿童身体健康的作用。

第一节　点按劳宫穴

定　位：劳宫穴是手厥阴心包经的腧穴。位于手掌心的第2、第3掌骨之间，偏于第3掌骨，屈掌握拳时中指指尖处。

改善病情：按劳宫穴可防治心痛、小儿惊厥、饮食不下、口舌生疮、口臭等症。主要作用是清心热、泻肝火。

预备姿势：直立，两臂自然下垂于体侧。

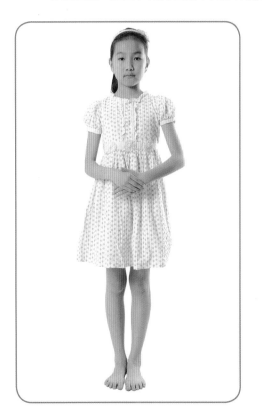

①两手交叉在胸前，虎口相对，右手握住左手背，四指并拢，用拇指指尖点按左手劳宫穴。

②左手握住右手背，四指并拢，用拇指指尖点按右手劳宫穴。

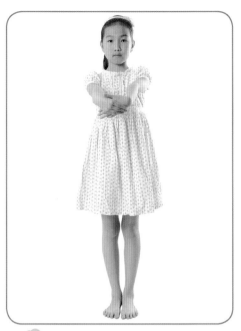

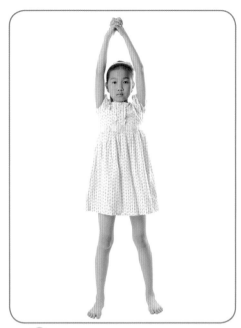

③ 双臂向前方伸直，双手动作同步骤1和步骤2。

④ 左脚向左跨一步，同肩宽，双臂上举，双手在头顶上方交叉握住，动作同步骤1和步骤2。

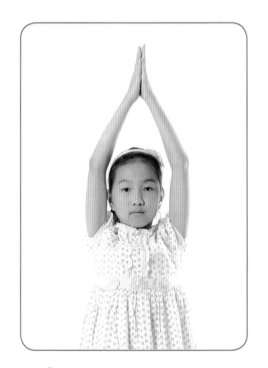

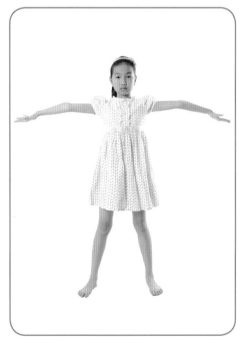

⑤ 双手在头顶上方互击一次后，双臂由体侧放下，还原成预备姿势。

定　位：内关穴是手厥阴心包经的腧穴。位于前臂掌侧，在曲泽与大陵的连线上，腕横纹上2寸、掌长肌腱与桡侧屈肌腱之间。

外关穴是手少阳三焦经的腧穴。位于前臂背侧，阳池与肘尖的连线上，腕背横纹上2寸，尺骨与桡骨之间。

改善病情：点按内、外关穴可提高儿童心脏功能，有效预防和缓解肺炎、胃部不适等症。

预备姿势：直立，两臂自然下垂于体侧。

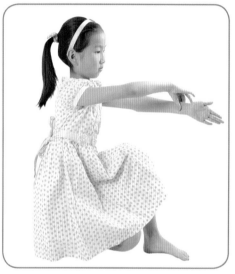

① 左臂向正前方伸直，右手拇指与中指指尖用力点按在左腕上的内、外关穴；同时右腿后撤、脚尖点地，双膝逐渐屈曲下蹲。

② 右臂向正前方伸直，左手拇指与中指指尖用力点按右腕内、外关穴。

③ 重复步骤1和步骤2一遍，同时身体向上，逐渐立起。

④ 收回右腿，同时收回两臂，成预备姿势。

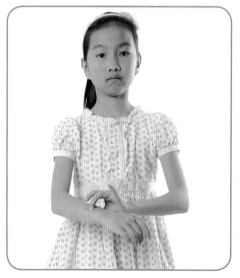

⑤ 双手在胸前依次点按内、外关穴。7～8拍后还原成预备姿势。

定　　位：**神门穴是手小阴心经的腧穴。位于小指对应的腕横纹凹陷处。**
改善病情：**扣打神门穴可防治儿童高热惊厥、晕船、晕车等症。**
预备姿势：**直立，两臂自然下垂于体侧。**

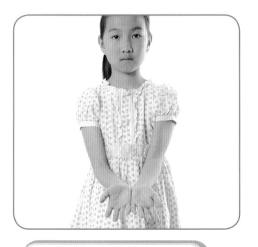

① 两臂伸直，双手在体前下方互相叩打神门穴。

② 左腿向左迈步上体向右转动，同时两臂伸直，双手互相叩打神门穴。

③ 还原成预备姿势。

第四节 点按后溪穴

定　　位：**后溪穴位于第5掌指关节后缘尺侧、掌横纹头赤白肉际处。**
改善病情：**可以有效缓解儿童盗汗及落枕等症。**
预备姿势：**直立，两臂自然下垂于体侧。**

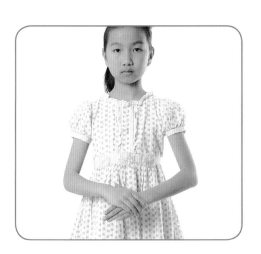

① 两手虎口相对，右手握住左手背，用食指或中指指尖点按在左手的后溪穴上，双手掌心向内置于胸前；右脚向右横跨一步。

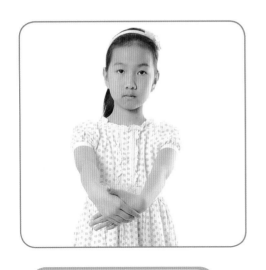

② 左腿后撤，左脚尖向右后方点地；同时双手向左前方推出至最大限度。头部不动，双眼注视前方。

③ 反方向再做一遍。

第五节 点按曲泽穴

定　　位：**曲泽穴是手阙阴心包经的腧穴。位于肘横纹中，肱二头肌腱的尺侧缘处。**
改善病情：**有效缓解儿童胃疼、呕吐、泄泻、急性胃肠病、中暑等症。**
预备姿势：**直立，两臂自然下垂于体侧。**

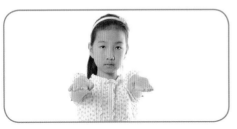

① 两臂前平举，手心向下，同时左脚向左迈一步。

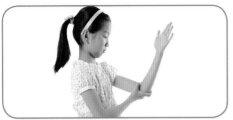

② 双脚提踵向左转45度，右手点按左臂的曲泽穴。

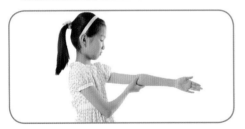

③ 左臂向前伸直，手心向外同时松开右手，还原成预备姿势。

④ 反方向再做一遍。

定　　位：**肩中俞穴是手太阳小肠经的腧穴。位于背部，当第7颈椎棘突下，旁开2寸处。**

肩外俞穴是手太阳小肠经的腧穴。位于肩部，在第一胸椎棘突下，旁开3寸处。

改善病情：**有效缓解儿童支气管炎、哮喘等症。**

预备姿势：**直立，两臂自然下垂于体侧。**

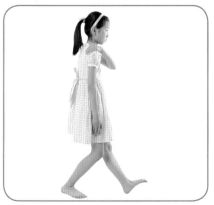

① 左脚向前迈一步，脚跟着地，右腿自然弯曲；同时左手拍打右肩的肩中俞穴、肩外俞穴。

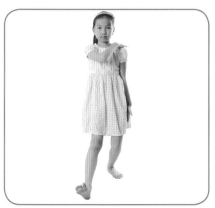

② 右脚向前迈一步，脚跟着地，左腿自然弯曲；同时右手拍打左肩的肩中俞穴、肩外俞穴。

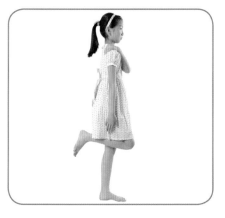

③ 两脚轮换向后踢腿，两手交叉依次拍打左、右肩上的肩中俞穴、肩外俞穴。

脾胃保健操

　　脾胃保健操共五节，3~5分钟做完。直接涉及身体上的五条经脉上的十几个腧穴。脾胃保健操有健脾胃、利肝肾的作用，能调整阴阳平衡，增强免疫力，有助于孩子的身体健康。

第一节　叩打缺盆穴

定　　位：**缺盆穴位于锁骨上窝中央，距前正中线4寸处。**
改善病情：**咳嗽气喘、咽喉肿痛、颈淋巴结核、肋间神经痛等。**
预备姿势：**直立，两臂下垂于体侧。**

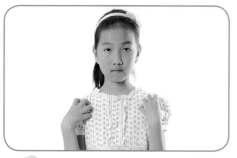

① 两臂回弯，带动两手指尖叩打两侧的缺盆穴。注意手腕要放松，叩打力量要适度。

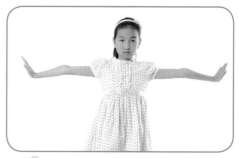

② 抬头，两臂打开。

③ 重复上述动作一遍。

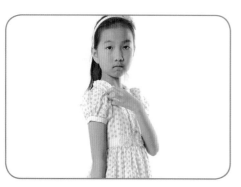

④ 上身向左转体，两臂侧举回弯，带动两手指尖叩打两侧的缺盆穴。

⑤ 上身向右转体，两臂侧举回弯，带动两手指尖叩打两侧的缺盆穴。

⑥ 重复以上动作。

定　　位：**阴市穴位于大腿前面，膝盖髌骨上3寸处；梁丘穴位于髌骨上2寸处。**
改善病情：**疝气、腹胀、腹痛等症。**
预备姿势：**正坐，上半身自然后靠在椅背上，两脚并拢，两手掌心朝下放在两侧大腿上。**

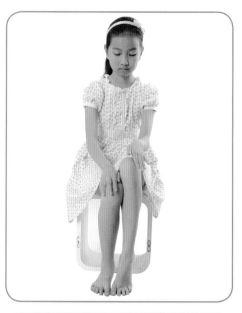

①　正坐两手拍打两腿的阴市穴和梁丘穴。

②　左右手轮流拍打两腿的阴市穴和梁丘穴，同时两脚尖交替点地，身体逐渐转向左侧。

③　两手拍打两腿的阴市穴和梁丘穴。

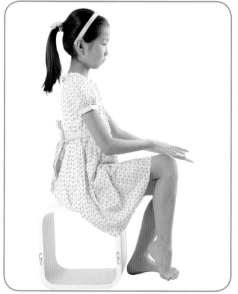

④　左右手轮流拍打两腿的阴市穴和梁丘穴，同时两脚尖交替点地，身体逐渐回到正坐。

⑤　重复以上动作，但转向方向相反。

定　　位：足三里穴位于小腿前外侧，外膝眼下3寸，距胫骨前缘1横指处。
改善病情：缓解急慢性胃肠炎、儿童消化不良、贫血、咳嗽等。
预备姿势：正坐，上半身自然后靠在椅背上，两手掌心朝下放在两侧大腿上。

动 作 分 步

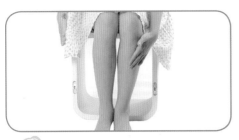

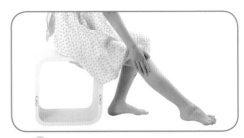

① 上体前倾，两臂伸直，双手拍打两腿上的足三里穴。

② 右腿伸直，脚尖着地，右手搓揉左腿上的足三里穴。

③ 换左腿重复以上动作。

第四节　按摩腹部

定　　位：腹部（腹部有很多重要穴位，如中脘、神阙、天枢、气海、关元等）。经常按摩对健康非常有益。

改善病情：消化系统疾病、肾病等。

预备姿势：正坐，上半身自然向后靠在椅背上，两脚并齐，两手掌心朝下放在两侧大腿上。

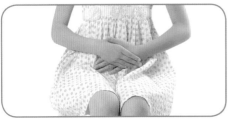

① 左手贴在右手手背上，双手上下按摩腹部。

② 右手贴在左手手背上，双手上下按摩腹部。

③ 右手贴在左手手背上，双手按顺时针方向按摩腹部。

④ 左手贴在右手手背上，双手按逆时针方向按摩腹部

益肝补肾经络操

益肝补肾经络操共五节，3~5分钟做完，直接涉及人体四条经脉上的七个腧穴，有调脾胃、益肝肾的作用，对孩子的生长发育非常有好处。

第一节　拍打俞府穴

定　　位： 俞府穴位于胸部，锁骨下缘，前正中线旁开2寸处。
改善病情： 缓解咳嗽气喘、咽喉肿痛、胸痛、呕吐、食欲不振等。
预备姿势： 直立，两臂自然下垂于体侧。

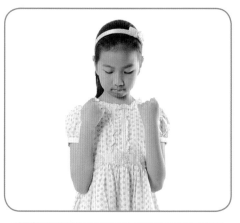

① 两手依次拍打两侧俞府穴。

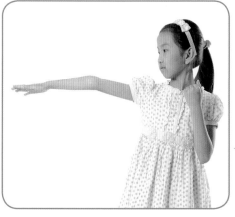

② 左手扣打左侧的俞府穴，右手侧平举，手心向下，头向右转，目视右手。

③ 右手扣打右侧的俞府穴，左手侧平举，手心向下，头向左转，目视左手。

④ 两手依次拍打两侧的俞府穴，同步骤1。

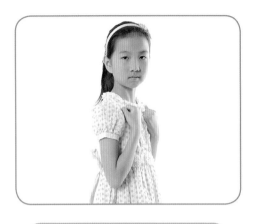

⑤ 面朝前方，上体左转，双臂屈肘，两手点按两侧的俞府穴，同时屈膝。

⑥ 面朝前方，上体右转，双臂屈肘，两手点按两侧的俞府穴，同时屈膝。

⑦ 重复步骤1～步骤6。

第二节　拍打足三里穴

定　　位：足三里穴位于小腿前外侧，外膝眼下3寸，距胫骨前缘1横指处。
改善病情：调理脾胃，补中益气、缓解儿童消化不良、贫血、咳嗽等。
预备姿势：直立，两臂自然下垂于体侧。

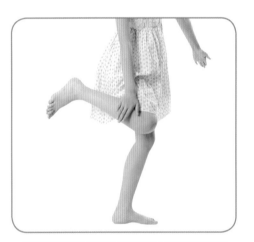

① 右腿向旁抬起成蛙跳，右手同时拍打右腿上的足三里穴。

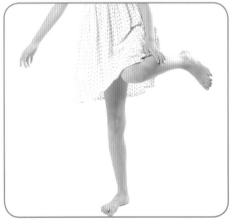

② 左腿向旁抬起成蛙跳，左手同时拍打左腿上的足三里穴。

第三节　推摩章门穴

定　　位: 章门穴位于侧腹部，第十一肋游离端下方，即肘屈合腋时的肘尖处。
改善病情: 缓解儿童呃逆、食少、食不化、泄泻、腹泻等症。
预备姿势: 直立，两臂自然下垂于体侧。

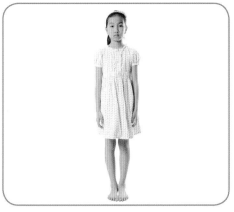

① 直立，两臂自然下垂。

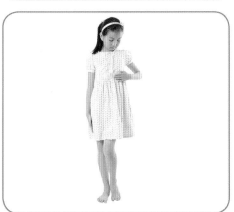

② 屈左腿，左手从左侧章门穴推摩至右侧章门穴。

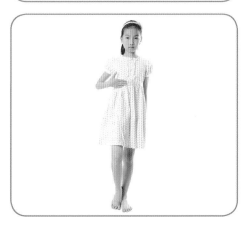

③ 屈右腿，右手从右侧章门穴摩至左侧章门穴。

第四节　拍打大包穴

定　　位： 大包穴位于侧胸部，腋中线上，第六肋间间隙处。
改善病情： 缓解气喘、哮喘、胸膜炎、四肢无力、食多身瘦等症。
预备姿势： 直立，两臂自然下垂于体侧。

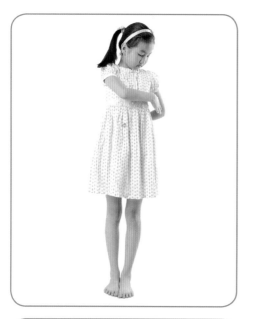

① 右手拍打左侧大包穴，左手背同时自然后摆拍打腰背部。

② 左手拍打右侧大包穴，右手背同时自然后摆拍打腰背部。

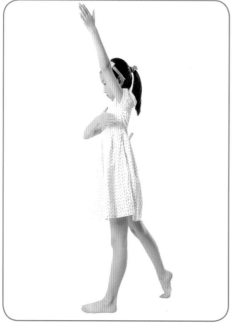

③ 左腿向左迈一步，重心移向左腿，右脚尖点地，同时右手拍打左侧的大包穴，左臂向斜上方伸直。

④ 还原成预备姿势。

⑤ 同步骤1。

⑥ 左腿向左迈一步，脚尖点地，同时左手拍打右侧的大包穴，右臂向斜上方伸直，手心朝下。

⑦ 还原成直立。

定　　位：**血海位于大腿内侧髌骨内侧端上2寸；阴陵泉位于小腿内侧，胫骨内侧髁后下方凹陷中。**

改善病情：**儿童消化不良、腹胀、泌尿系统感染等症。**

预备姿势：**直立，两臂自然下垂于体侧。**

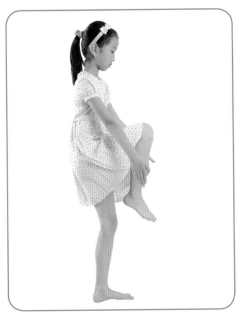

①　提左腿，同时右手拍打左腿上的阴陵泉穴。

②　抬右腿，同时左手拍打右腿上的阴陵泉穴。

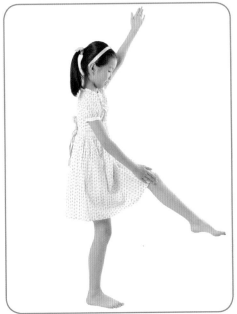

③　右腿原地踏跳，左腿伸向右前方，右手顺势拍打左腿的血海穴。

④　左腿原地踏跳，右腿伸向左前方，左手顺势拍打右腿的血海穴。

⑤　重复步骤1～4一遍。

益肺通络操

益肺通络操共四节，3～5分钟做完，本套经络操直接涉及孩子身体上七条经脉的十几个腧穴，有理气血、健肺、调中气、缓解咳嗽、健心胃等作用。

第一节　按掐合谷穴

定　　位： 合谷穴位于手背第1、2掌骨间，第2掌骨桡侧的中点处。
改善病情： 感冒，头部、咽部、腹部疼痛及手腕无力等。
预备姿势： 直立，两臂自然下垂于体侧。

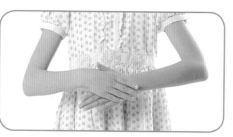

① 两手交叉在胸前，虎口相对，手背向外，右手握住左手背，拇指在左手的合谷穴上按捏。

② 换手，左手握住右手背，拇指在右手的合谷穴上按捏。

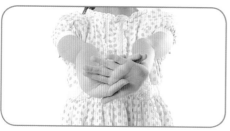

③ 双臂向正前方伸直，双手动作同步骤1和步骤2。

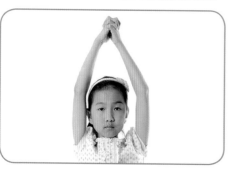

④ 双臂上举，双手在头顶上方交叉握住，动作同步骤1和步骤2。

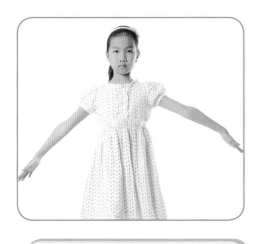

⑤ 双脚提踵，双手放开自然抖动双腕，双臂由体侧放下，还原成预备姿势。

⑥ 重复步骤1~5两遍。

第二节　拍打胸部各穴位

定　　位：**胸部有很多重要穴位，如天突、缺盆、中府、膻中等，经常拍打胸部可刺激这些穴位，有益健康。**

改善病情：**儿童咳嗽、哮喘、消化不良等症。**

预备姿势：**直立，两臂自然下垂于体侧。**

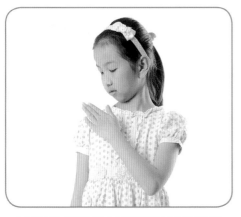

① 右手掌拍打左侧胸部，同时双膝微屈，头向左摆。

② 左手掌拍打右侧胸部，同时双膝微屈，头向右摆。

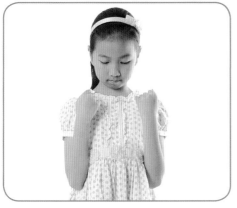

③ 两手握拳交替，拍胸。

④ 重复以上动作一遍。

定　　位：**中府穴位于胸前壁的外上方，锁骨外端下方，云门下1寸，平第1肋间隙。**
改善病情：**调理肺气、防治咳嗽气喘、肺结核等。**
预备姿势：**直立，两臂自然下垂于体侧。**

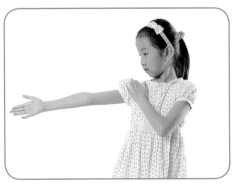

① 右脚向右跨出一步，同肩宽，右臂伸直，同时左手四指微屈叩打右侧中府穴。

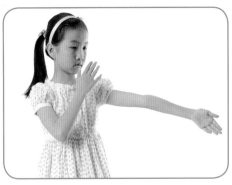

② 反方向重复做上述动作。

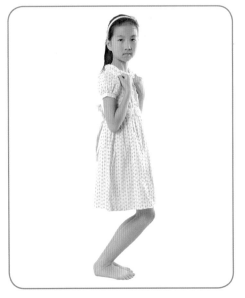

③ 上体向左转90度，两手依次叩打双侧中府穴。

④ 还原成预备姿势。

⑤ 左脚尖点地，两臂向身体右斜前方伸出。

⑥ 左脚收回，膝盖向左微屈，脚尖点地，同时右手叩打左侧中府穴，左臂侧平举，目视右方。

⑦ 还原成预备姿势。

⑧ 反方向做上述动作。

第四节　拍打曲池穴

定　　位： 曲池穴位于肘横纹桡侧端凹陷中。
改善病情： 儿童高热、麻疹、咽喉肿痛等症。
预备姿势： 直立，两臂自然下垂于体侧。

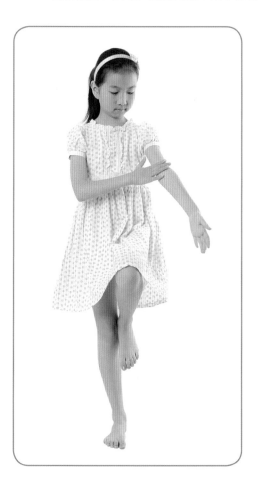

① 右手拍打左臂的曲池穴。

② 左手拍打右臂的曲池穴。

③ 左右手依次拍打左右臂上的曲池穴。

④ 右手拍打左臂的曲池穴，同时右脚踏跳，抬左脚。

⑤ 左手拍打右臂的曲池穴，同时左脚踏跳，抬右脚。

⑥ 两手腕在体侧自然摆动，并以小碎步将身体转向左侧。

⑦ 左臂伸向正前方，右手食指与中指同时按捏左臂上的曲池穴，并以小碎步将身体转向右侧。

⑧ 双膝微屈，头向左摆一次。

⑨ 以小碎步将身体转回原位。

⑩ 动作同上，但方向相反。

儿童按摩常用穴位

头面部常用穴位

天门	位置：两眉中（印堂）至前发际成一直线。 作用：开经络、开穴位、活气血、调阴阳、醒脑明目、祛风解表。
坎宫	位置：自眉心至眉梢成一直线。 作用：通经活络、平衡阴阳、醒脑明目。
太阳	位置：眉梢与眼外角中间，向后约一寸凹陷处。 作用：祛风散邪、止痛明目、调节阴阳。
印堂	位置：两眉头连线中点。 作用：醒脑提神、祛风通窍、退热。
迎香	位置：鼻翼旁0.5寸，鼻唇沟中。 作用：醒脑通窍。
颊车	位置：下颌角前上方一横指，用力咬牙时，咬肌隆起处。 作用：疏风止痛、开窍止痉。
百会	位置：头顶正中线与两耳尖连线之交点。 作用：安神镇惊、开窍明目。
耳后高骨	位置：耳后入发际，乳突后缘高骨下凹处。 作用：安神镇惊、清热疏风。
风池	位置：后发际下大筋外侧凹陷处。 作用：通经止痛、发汗解表。
下关	位置：耳屏前颧弓下凹陷处。 作用：疏风止痛、开窍利节。

胸腹部常用穴位

天突	位置：胸骨切迹上缘，凹陷正中。 作用：顺气化痰、退热利咽、催吐、降逆止呕。
膻中	位置：胸骨上，两乳头连线中点。 作用：散热除烦、宽胸理气。
中脘	位置：脐上4寸，胸骨下端剑突至脐连线中点。 作用：消食化积、健脾和胃。
神厥	位置：肚脐正中。 作用：温阳散寒、消食导滞、补中益气。
天枢	位置：脐旁2寸。 作用：调理大肠、和中消滞。
关元	位置：脐下3寸。 作用：补益脾胃、温肾固本。

腰背部常用穴位

大椎	位置：第7颈椎与第1胸椎棘突之间。 作用：通络止痛、疏风解表、止咳平喘。
肩井	位置：肩部大筋。足少阳胆经之肩井穴位于大椎与肩峰连线之中点。 作用：发汗解表，提升阳气。
肺俞	位置：第3胸椎棘突旁开1.5寸。 作用：养阴清热、调理肺气。
心俞	位置：第5胸椎棘突旁开1.5寸。 作用：养血宁心、通络宽胸、理气止痛。
肝俞	位置：第9胸椎棘突旁开1.5寸。 作用：养血明目、疏肝理气。

脾俞	位置：第11胸椎棘突旁开1.5寸。 作用：健脾利湿、益气和中。
胃俞	位置：第12胸椎棘突旁开1.5寸。 作用：理气和胃、化湿消滞。
肾俞	位置：第2腰椎棘突旁开1.5寸。 作用：滋阴壮阳、利水消肿、补肾益气。
大肠俞	位置：第4腰椎棘突旁开1.5寸。 作用：通肠、利脏腑、强壮腰膝。

上肢部常用穴位

脾经	位置：拇指桡侧自指尖至指根。 作用：健脾胃、补气血、清热利湿。
肝经	位置：食指螺纹面。 作用：养肝平肝。
心经	位置：中指螺纹面。 作用：清心养心。
肺经	位置：无名指螺纹面。 作用：补肺固表。
肾经	位置：小指螺纹面。 作用：补肾固本、清热利尿。
大肠经	位置：食指桡侧缘。 作用：调理肠道。
十宣	位置：两手十指指端近指甲处。 作用：清热开窍、止痉。
小肠经	位置：小指外侧缘线。 作用：收敛止遗，治疗遗尿。

四横纹	位置：食指、中指、无名指、小指掌面第一指间关节横纹。 作用：化积消疳。
劳宫	位置：掌心正中，屈指在中指尖下取穴。 作用：清热除烦、息风凉血。
小天心	位置：位于大、小鱼际交接之凹陷中。 作用：清热疏风、通经络、利尿。
内八卦	位置：在手掌面，以掌心为圆心，从圆心至中指根横纹约2/3处为半径所做的圆周。 作用：平衡阴阳、宽胸和胃、调理升降。
胃经	位置：掌面拇指第一节平面。 作用：调胃和胃、化积清热。
外劳宫	位置：在手背，位于第二、第三掌骨交接凹陷处。 作用：温阳散寒、升举阳气。
三关	位置：前臂桡侧，腕横纹至肘横纹成一直线。 作用：温里散寒、温补气血。
天河水	位置：前臂正中内侧，腕横纹至肘横纹端成一直线。 作用：清实热、清虚火。
六腑	位置：前臂尺侧缘，腕横纹至肘横纹端成一直线。 作用：通腑泄热。
内关	位置：腕掌横纹中点上两寸。 作用：宁心安神、理气和胃、疏经通络。
合谷	位置：在第一、第二掌骨间平第二掌骨中点处。 作用：祛风解表、通络开窍、疏经镇痛。
神门	位置：腕横纹尺侧端。 作用：调理气血、宁心安神、疏经通络。
曲池	位置：屈肘横纹头处。 作用：清热利湿、调和气血、祛风解表。

下肢部常用穴位

足三里	位置：外膝眼下3寸，胫骨外侧约一横指。 作用：健脾和胃、补益气血。
三阴交	位置：内踝尖上3寸。 作用：清利湿热、通经活络、调和气血。
涌泉	位置：足掌心前1/3处。 作用：引火归元、止吐止泻。
委中	位置：腘窝正中央。 作用：通经活络、壮腰利腿。
阳陵泉	位置：腓骨头前下方凹陷处。 作用：平息肝风、利胆祛湿、通经活血。
环跳	位置：臀部后下方凹陷处，股骨大转子与骶管裂孔连线，外1/3与内2/3交点。 作用：壮腰利节、活络利胆。
太溪	位置：内踝高点与跟腱连线的中点。 作用：通经活络、壮肾利节。
昆仑	位置：外踝高点与跟腱连线的中点。 作用：生津化痰、和胃利节。
解溪	位置：足背踝关节横纹的中央，两筋之间。 作用：生津活血、壮腰利腿。
内庭	位置：足背第二、第三脚趾间缝纹端。 作用：平风祛邪、壮骨消炎。
悬钟	位置：外踝高点上3寸，腓骨前缘。 作用：通经活血、壮腰利腿。
承山	位置：腓肠肌两肌腹之间凹陷的顶端。 作用：平痔化瘀、壮腰利腿。
太冲	位置：第1、第2跖骨结合前凹陷处。 作用：清肝明目、和气壮筋。